FRÉDÉRICK LEBOYER

GEBURT OHNE GEWALT

Frédérick Leboyer

Geburt ohne Gewalt

Deutsch von Adriane Elbrecht

Kösel

Titel der französischen Originalausgabe:
Pour une naissance sans violence

CIP-Kurztitelaufnahme der Deutschen Bibliothek

Leboyer, Frédérick:
Geburt ohne Gewalt / Frédérick Leboyer.
Dt. von Adriane Elbrecht. – 3. Aufl., 23.–30. Tsd. –
München : Kösel, 1984.
Einheitssacht.: Pour une naissance sans
violence <dt.>
ISBN 3-466-34040-3

3. Auflage 1984, 23.–30. Tausend

Erweiterte Neuausgabe von »Der sanfte Weg ins Leben.
Geburt ohne Gewalt« (1974 bei Kurt Desch Verlag).
Neu übersetzt.

Gesamtherstellung: Kösel, Kempten.
Umschlaggestaltung: Günther Oberhauser, München.
ISBN 3-466-34040-3

Es wandeln sich nur
die Erscheinungen.
Das Licht kommt immer
vom Orient.
Ohne Sw. und ohne Indien
wäre dieses Buch nie geschrieben worden.
Es hätte nicht einmal
den Gedanken daran gegeben.
In bescheidener Verehrung
widme ich es Indien.
Gern möchte ich einen Teil
meiner Schuld abstatten,
indem ich versuche,
ein wenig von dem wiederzugeben,
was ich empfangen habe.

I

»Sie haben Augen und können doch nicht sehen«

1

– Meinst du, daß es angenehm ist, geboren zu werden?
– Geboren werden ... angenehm?
– Ja, meinst du, daß die Kinder glücklich sind, zur Welt zu kommen?
– Kinder ... glücklich, geboren zu werden? Was für eine Frage! Das kann doch nicht ernst gemeint sein.
– Doch, sehr ernst sogar.
– Aber bedenke doch ... ein Neugeborenes!
– Was ist mit ihm?
– Ein Neugeborenes weiß doch noch gar nicht, was das ist: glücklich oder unglücklich.
– So? Und warum?
– Neugeborene haben keine Gefühle.
– Meinst du?
– Glaubst du das etwa nicht?
– Keineswegs, sonst würde ich nicht so fragen.
– Aber das weiß doch jeder!
– Das ist eine sehr schlechte Begründung.
– Zugegeben. Aber sieh doch ... ein Neugeborenes ... das kann weder sehen noch hören. Wie sollte es denn unglücklich sein?
– »Das« sieht nicht, »das« hört nicht ... aber es schreit, aus Leibeskräften.

– . . . weil es seine Lungen entfalten muß.
– Unsinn.
– Ich weiß, das ist kein Argument, aber so sagt man allgemein.
– »Allgemein« wird noch ganz anderer Unsinn geredet, das weißt du genau. Aber du selbst, glaubst du wirklich, daß ein Kind bei seiner Geburt nichts empfindet?
– Nein. Wie sollte es.
– Merkwürdig, ich bin mir da nicht so sicher.
– Aber bedenke doch, in dem Alter . . .
– Jetzt enttäuschst du mich wirklich. Muß ich dich erst daran erinnern, daß die Schmerzen eines Kindes unendlich groß sind und daß es das traurige und wunderbare Vorrecht der Kleinen ist, alles tausendmal intensiver zu erleben als wir?
– Das stimmt, da gebe ich dir recht. Aber dennoch . . . ein Neugeborenes . . . das ist doch noch so winzig.
– Was hat denn die Größe damit zu tun?
– Auch gut . . .
– Warum schreien sie so laut, wenn sie keinen Schmerz empfinden können?
– Ich weiß es nicht. Vielleicht ein Reflex. Aber es hat keine Gefühle dabei.
– Warum nicht?
– Ein Neugeborenes hat kein Bewußtsein.
– Ah, das ist es also. Kein Bewußtsein. Würdest du auch sagen, daß es keine Seele hat?
– Nein, nein . . . die Seele . . . da bin ich mir nicht so sicher.
– Warum ist das Bewußtsein so entscheidend?
– Mit dem Bewußtsein beginnt die Persönlichkeit.
– Willst du damit sagen, daß ein Baby noch kein vollständiger Mensch ist, weil es noch nicht vollständig bewußt ist? Erklär mir das genauer . . .

2

Laßt uns hier aufhören. Wir verlieren uns im Zauberwald der Dialektik.
Wir sollten uns weigern, zu diskutieren. Mit Argumenten könnte man sogar den Beweis führen, daß Achilles eine Schildkröte nicht einholen könnte...
Die Dinge sind einfach. Nur unser Denken ist kompliziert.
Wenn ein Kind zur Welt kommt, beginnt es zu schreien. Und sein Schrei erfreut alle Anwesenden.
»Hört ihr? Hört ihr wie es schreit?« sagt die glückliche Mutter, entzückt, daß ein kleines Ding so viel Lärm machen kann.
Was bedeutet das Schreien des Neugeborenen?
Daß die Reflexe normal sind. Daß die Maschine funktioniert.
Sind denn die Menschen nur Maschinen?
Drückt Weinen nicht auch Leiden aus?
Könnte es nicht sein, daß das Baby ungeheuren Schmerz empfindet und deshalb so brüllt?
Vielleicht ist die Geburt für das Kind ebenso schmerzhaft, wie sie es einstmals für die Mutter war.
Und wenn das so ist, wer kümmert sich darum?
Niemand, fürchte ich, wenn ich sehe, wie wenig umsichtig unsere Kinder bei ihrer Ankunft behandelt werden.
So tief ist die Vorstellung verwurzelt, so festgefahren die Meinung, daß das Neugeborene »etwas« ist, das nicht fühlt, »etwas«, das nicht hört, »etwas«, das nicht sieht.
Wie kann »Etwas« Kummer haben. »Es« schreit, »es« brüllt – und das ist alles.
Mit anderen Worten: »es« ist ein Objekt.

Wenn es nun nicht so wäre.
Wenn es überraschenderweise schon eine Person wäre...?

3

Ein Neugeborenes,
eine Person?
Aber nein!
In den Büchern steht genau das Gegenteil.
Die Bücher ...
Solche wissenschaftlichen Wahrheiten von heute sind die Lügen von morgen.
Wie soll ich das wissen?
Verlasse dich weder auf das, was »man« sagt, noch auf wissenschaftliche Abhandlungen.
Glaube nur der Wahrheit und den Tatsachen.
Glaube nur dem, der sich wirklich bemüht.
Es kommt zwar vor, daß ein Kind mit einem Zahn geboren wird, aber leider ist es meines Wissens noch nicht vorgekommen, daß ein Baby zur Welt kommt und sagt: »Guten Tag Papa, guten Tag Mama!« Schade, wirklich schade, daß der junge Reisende nicht berichten kann.
Andererseits können sich mein Hund und meine Katze auch nicht mit Worten ausdrücken und trotzdem weiß ich genau, ob sie schmollen, wütend oder eifersüchtig sind.
Ein anderes Beispiel: Ein Ausländer, der nicht meine Sprache spricht, schluckt aus Versehen etwas kochend Heißes herunter. Sofort gibt er mir eine höchst ausführliche Darstellung dessen, was geschehen ist:
Er schüttelt sich heftig und spuckt dann in hohem Bogen aus. Seine Hände tanzen durch die Luft. Er rollt mit den Augen, Tränen laufen über sein verzerrtes Gesicht.
Er mag aus China, Afghanistan oder der Türkei sein – auch ohne daß ich seine Landessprache kenne, verstehe ich sehr gut, was dieser Mann sagt, nein schreit:
»Ich habe mich verbrannt. Au, das tut weh!«
Es gibt jemand, der ähnlich leidet und es herausschreit: das Baby.
Das Neugeborene spricht nicht?
Wirklich nicht? Schau her.

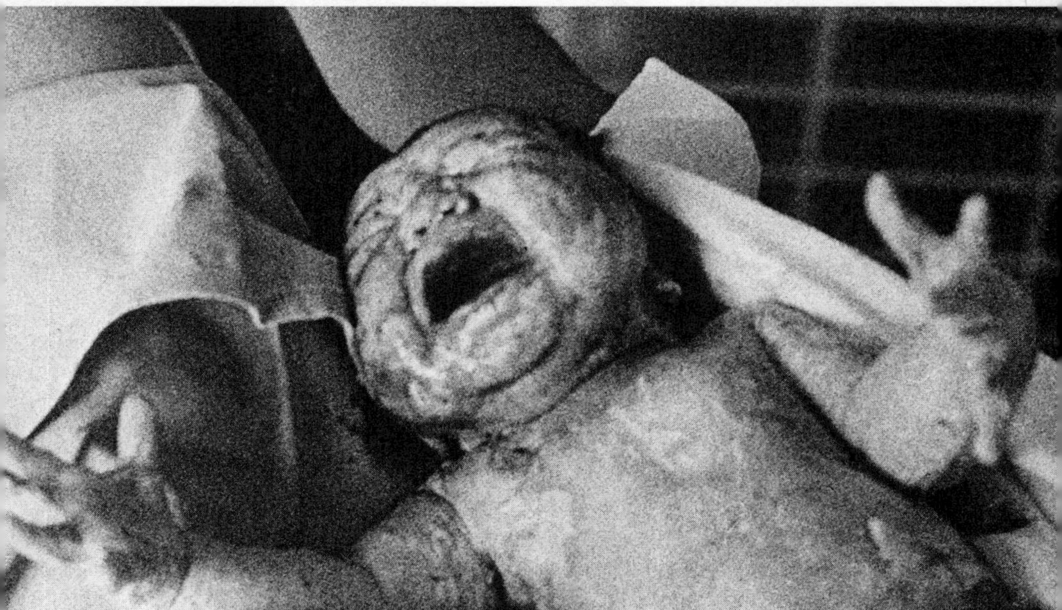

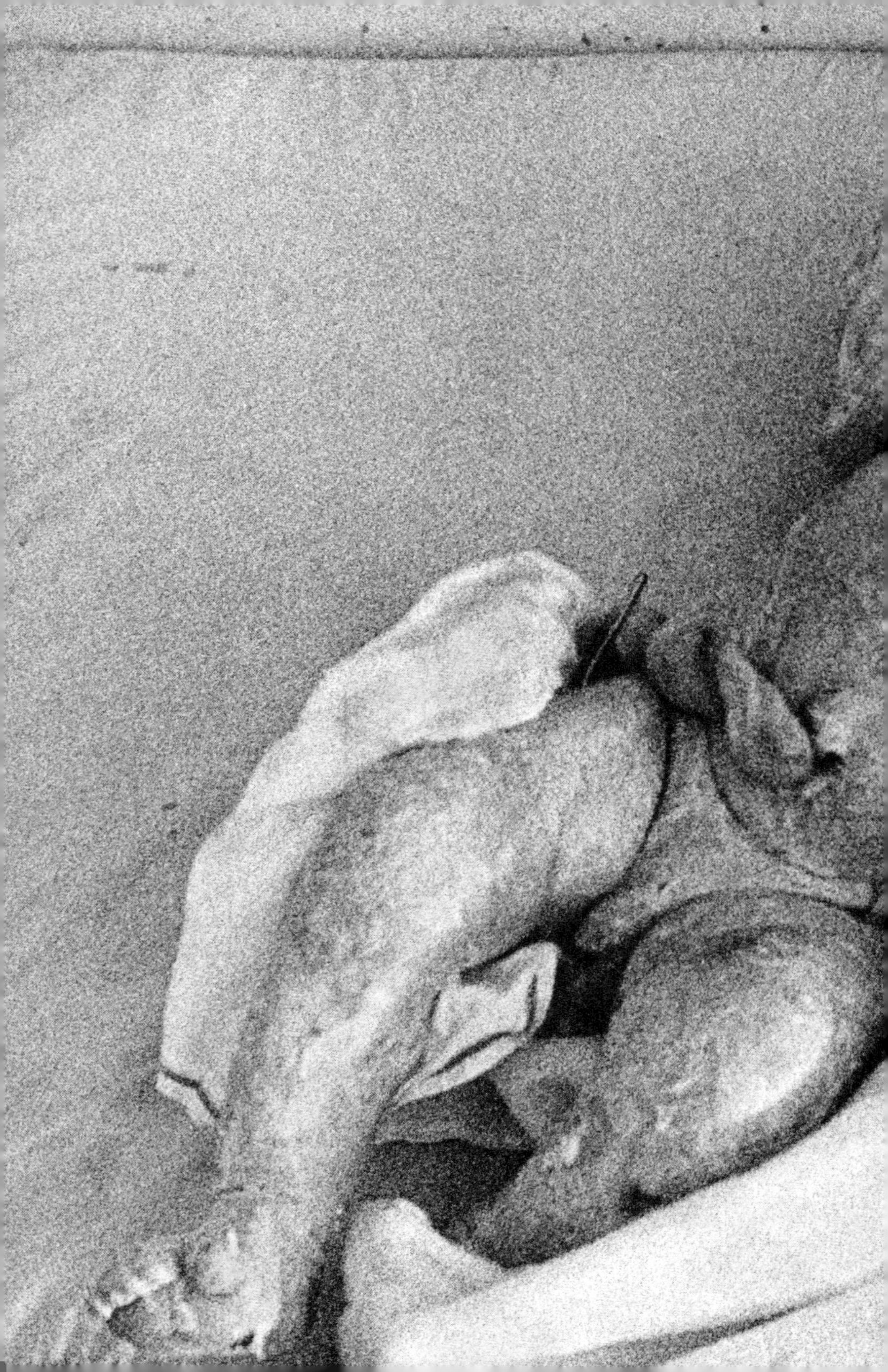

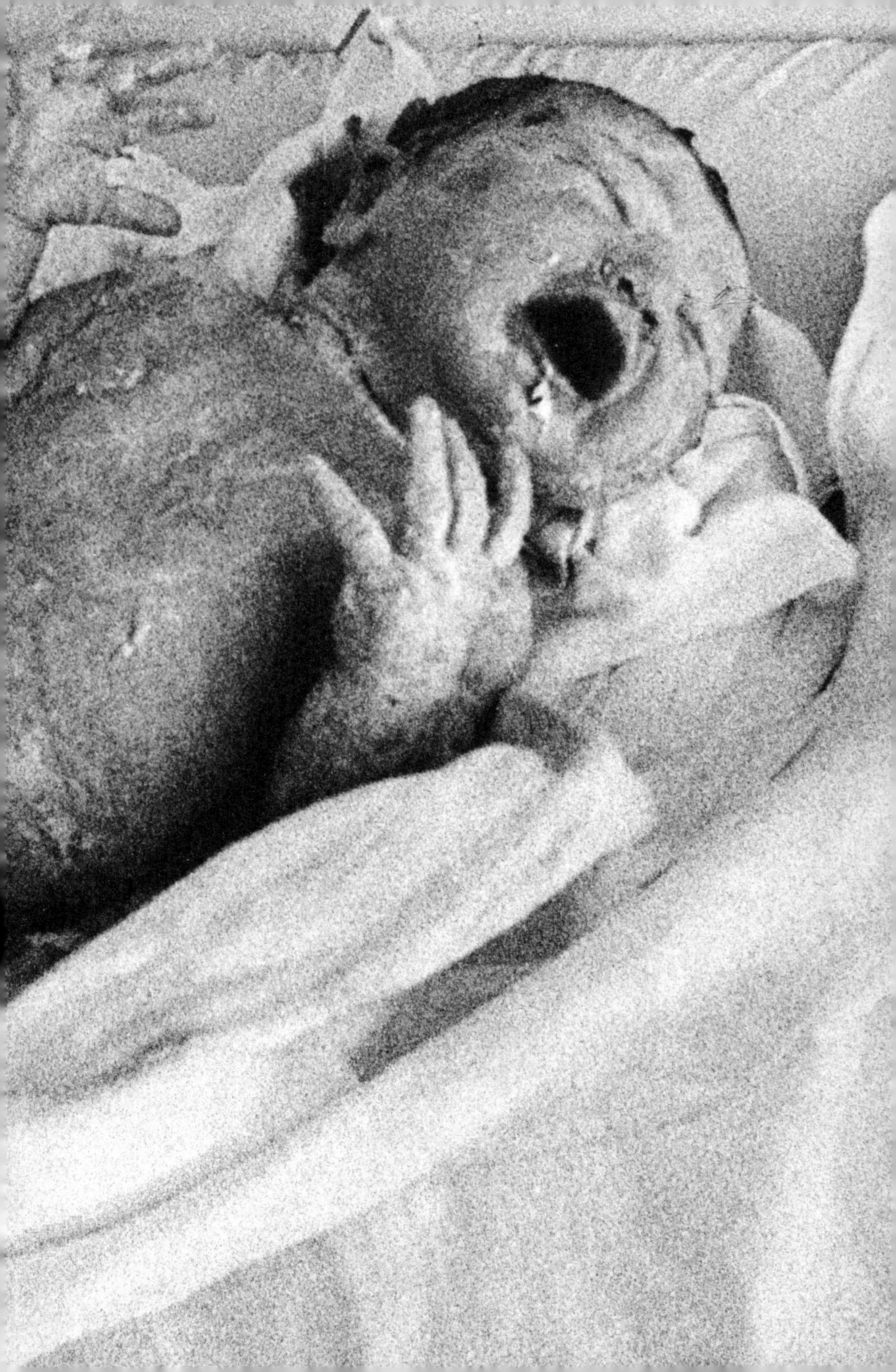

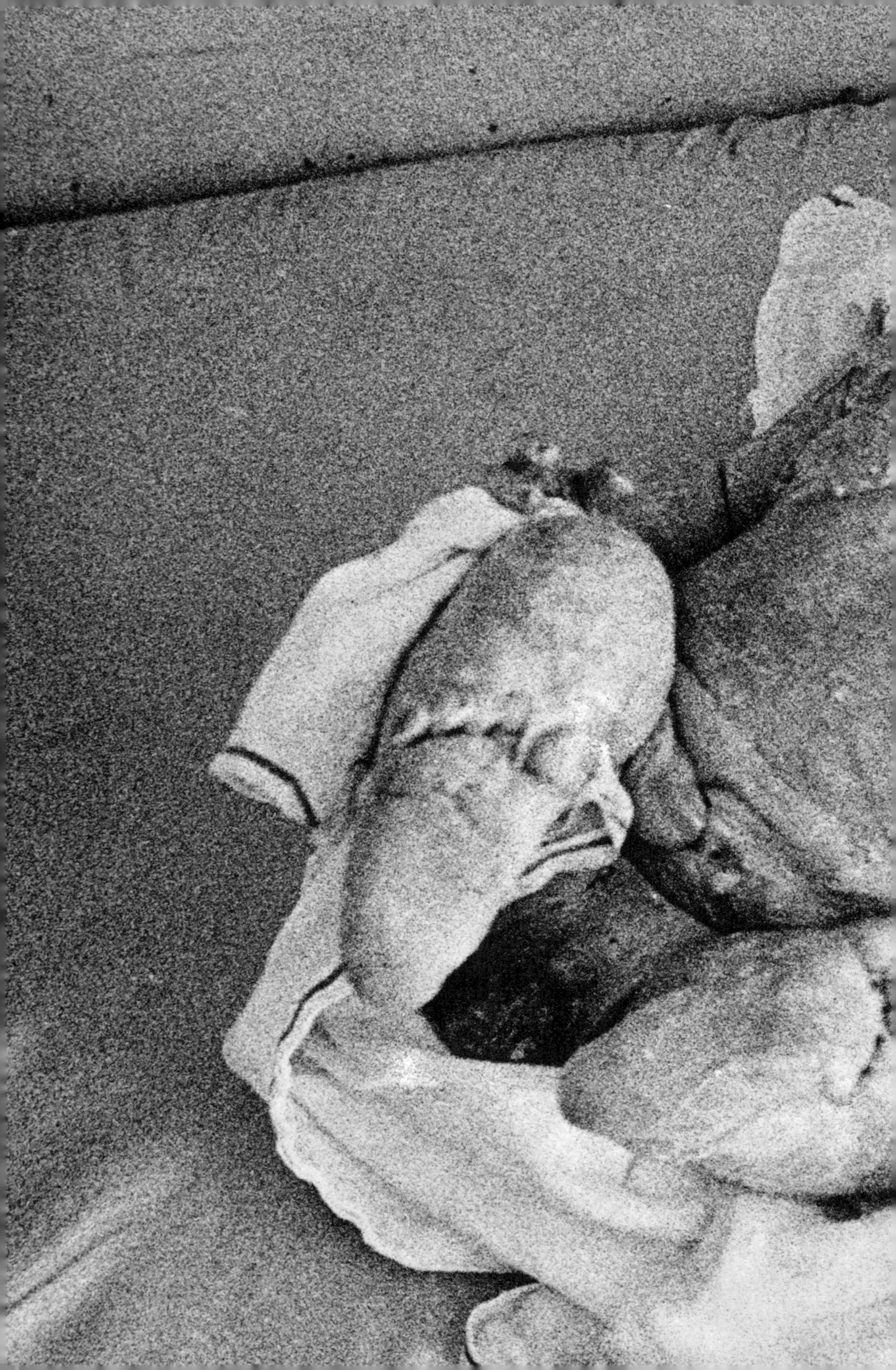

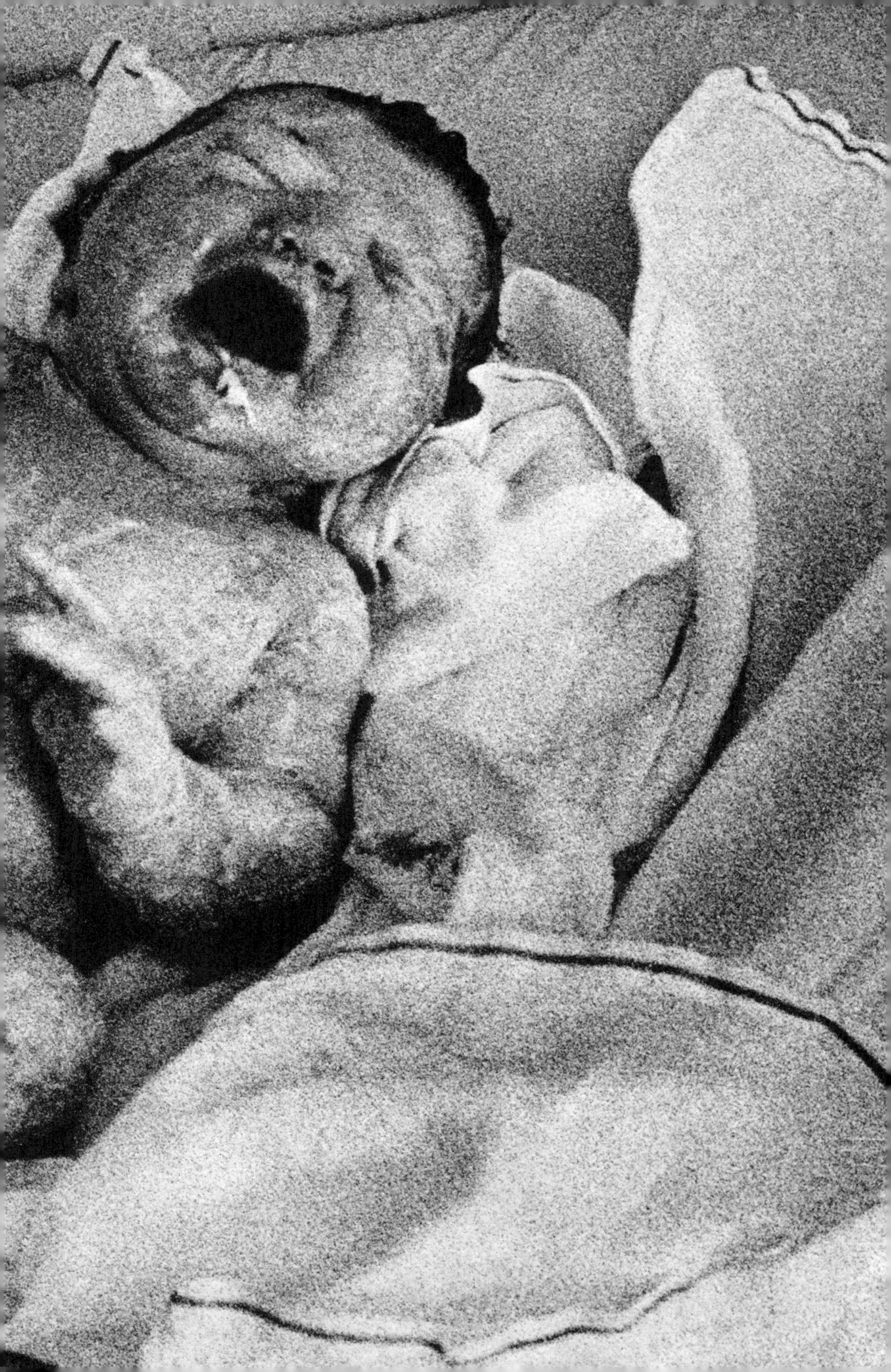

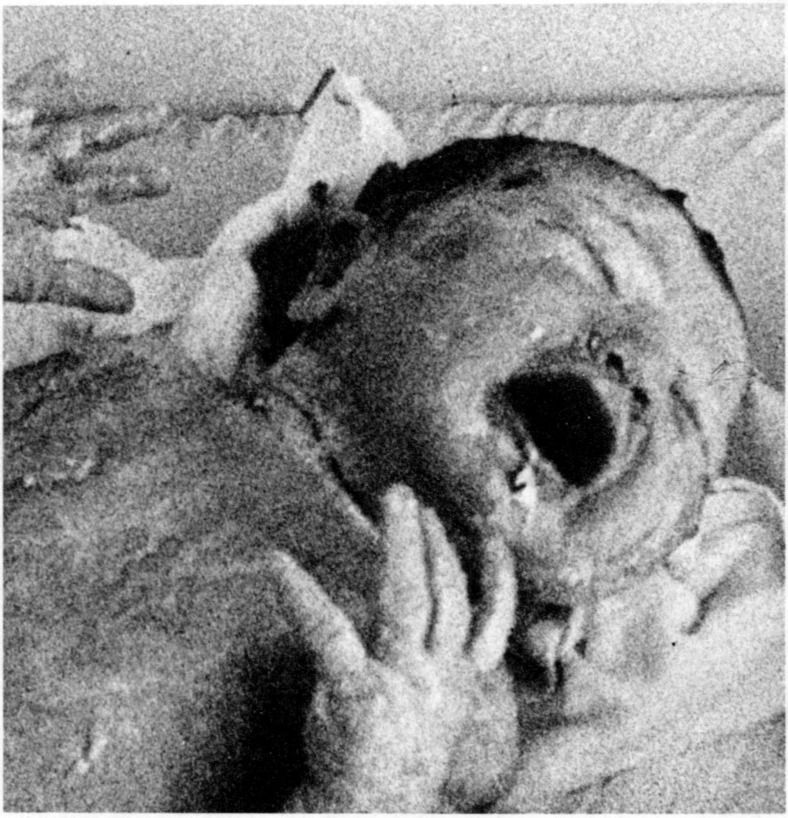

4

Brauchen wir hier noch Erklärungen?
Welch ein tragischer Ausdruck, der Mund schreiend geöffnet,
die Augen geschlossen, die Brauen zusammengekniffen.
Die verkrampften Hände bittend ausgestreckt,
dann wieder wie schützend vors Gesicht gezogen.
Die Füße, die wild um sich stoßen,
die Beine, die plötzlich hochfahren, wie um den Bauch zu schützen.
Dieser Körper, der nur aus Krampf und Angst besteht –
dieses Kind spricht nicht?
Dabei wehrt es sich mit seinem ganzen Sein,
brüllt mit seinem ganzen Leib:
»Nein! Rühr mich nicht an! Laß mich! Laß mich!«
Und fleht doch gleichzeitig:
»Hilf mir, hilf mir!«

Es gibt kaum einen Appell, der so erschütternd ist wie dieser.
Und doch, wer hört ihn,
diesen Ruf des Kindes,
der so alt ist wie die Geburt selbst?
Niemand.
Wie ist das möglich? Wie ist das immer noch möglich?

5

– Du glaubst also ... daß das Baby ... wenn es brüllt ...? Du glaubst, daß dieses Baby damit ausdrückt ...? Du machst mir Angst.
– Du bekommst Angst? Das verstehe ich. Und darum würdest du alles tun, um »nicht sehen zu müssen«. Jede Entschuldigung ist dir recht.

Die Bilder von Neugeborenen sind unerträglich. Es könnten genausogut Bilder von gefolterten und mißhandelten Kindern sein.
Die Menschen wenden sich ab und sagen:
»Nein, das halte ich nicht aus.«
Oder: »Leiden? Glaubst du wirklich, daß sie Leid empfinden?«
Oder: »Das ist unmöglich. Das ist keine Geburt.
Das ist ein Kind in den Händen von Sadisten, die es unnötig quälen.«
Nichts von alledem.
Nur eine Geburt.
Keine Sadisten und keine Ungeheuer.
Leute wie du und ich. Leute, die mit ihren Gedanken woanders sind.
Männer und Frauen, blind mit offenen Augen.
Willst du sie dir genauer ansehen?
Schau her.

6

Die heilige Familie
von heute ...
Ein Kind ist geboren worden.
Mutter und Vater betrachten es entzückt.
Auch der junge Geburtshelfer teilt die allgemeine Fröhlichkeit.
Glück und Erstaunen liegt auf den Gesichtern.
Alle strahlen vor Zufriedenheit.
Alle ...
nur das Kind nicht.
Das Kind?
Welches Kind?

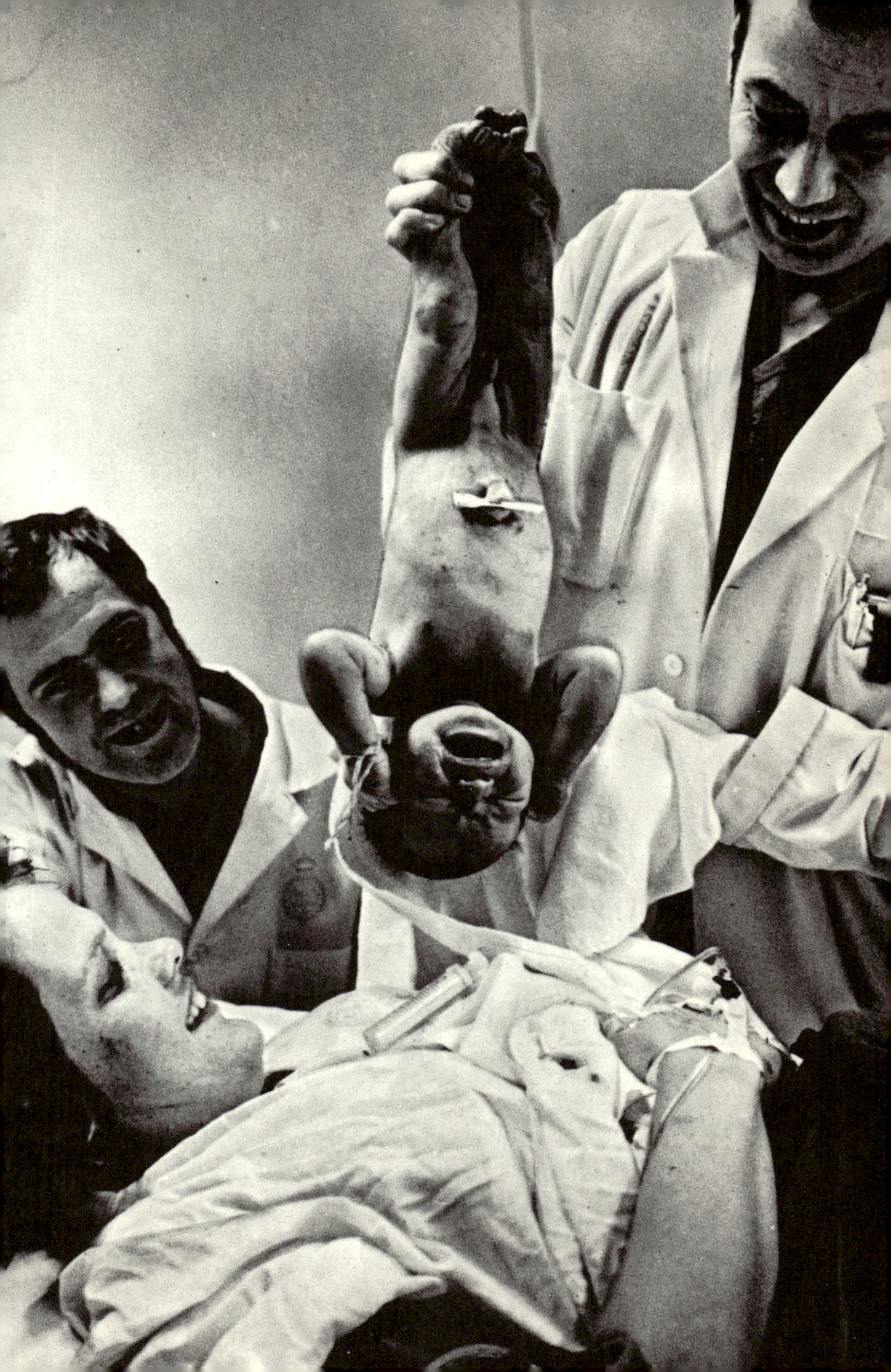

Oh, mein Gott, das ist doch nicht möglich!
Welch ein Ausdruck unbeschreiblicher Angst.
Die Hände umklammern den Kopf ...
So sieht jemand aus, der vom Blitz getroffen wurde,
ein Krieger, der zu Tode verwundet ist und im nächsten Augenblick sterben wird.
Das soll eine Geburt sein? Das ist ein Attentat!
Und angesichts solchen Leidens
diese begeisterten Eltern!
Aber das ist unglaublich.
Ja, das ist unglaublich.
Und doch,
es ist so.

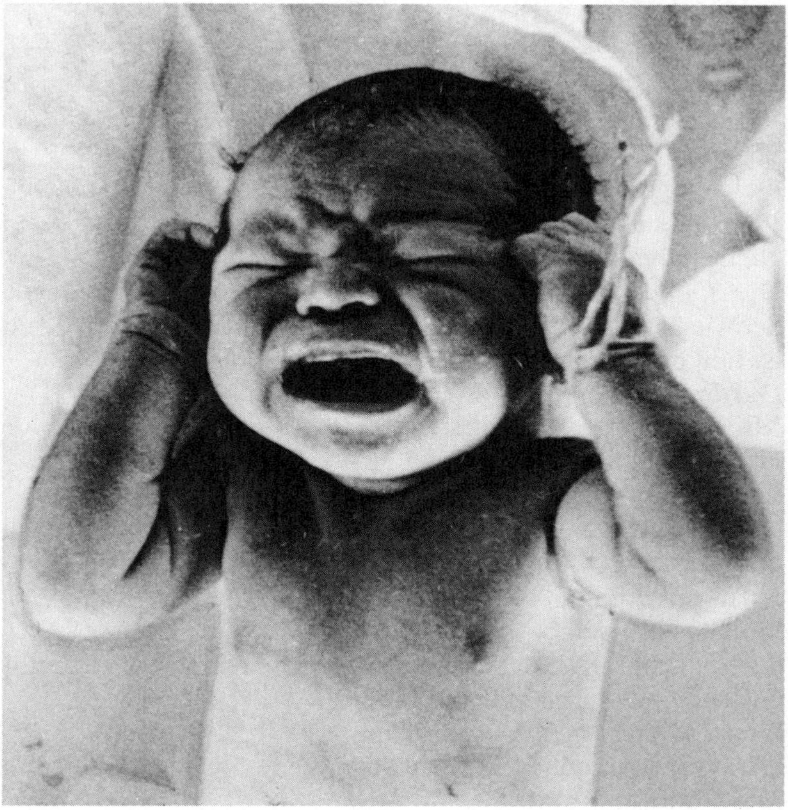

7

Wie ist solche Blindheit möglich?
Schauen wir uns das Ganze genauer an.
Der junge Arzt zum Beispiel, warum lächelt er?
Freut er sich über das Kind?
Nicht unbedingt.
Die Geburt, »seine« Geburt ist gelungen. Es hat keine Schwierigkeiten gegeben. Der Mutter geht es gut. Das Kind ist heil angekommen und schreit kräftig.
Darum kann dieser Mann zufrieden sein.
Mit sich selbst, versteht sich.
Und nun die Mutter.
Strahlendes Gesicht, entzücktes Lächeln.
Was macht sie so glücklich? Daß sie ein schönes Kind geboren hat?
Nicht unbedingt.
Sie lächelt, weil ... sie hat es geschafft.
Diese »schmerzlose Geburt«, an die sie nie so recht geglaubt hatte, ist erfolgreich überstanden.
Sie ist erleichtert und vor allem ist sie stolz darauf.
Und wer wollte ihr das verübeln.
Der Vater ...
Er ist ein Mann, der wahrscheinlich noch nie in seinem Leben etwas Außergewöhnliches vollbracht hat.
Sieh her, was er gemacht hat,
(glaubt er!):
ein Kind.
Er hat einen Nachfolger.
Dieses kleine Wesen wird wachsen, und in ihm werden
(welche Illusion!)
die unschätzbaren Qualitäten seines Urhebers fortbestehen.
Darauf ist er natürlich stolz.
Alle Beteiligten haben Grund, zufrieden zu sein.
Zufrieden mit sich selbst, versteht sich.
Denn was das Kind angeht ...

8

Ist das ein Grund zu weinen?
Ja.
Über soviel Blindheit.
Die gleiche Blindheit hat uns daran gehindert, die Schmerzen der Mutter zu erkennen, die die Geburt für sie zu einem Kreuzgang gemacht haben.
»Unter Schmerzen wirst du gebären!«
Von dem alten Fluch haben wir uns endlich befreit.
Ein Frau kann heute in Freude gebären.
Aber noch immer gibt es
den Kreuzgang des Kindes.
Ist es nicht an der Zeit,
daß wir das Gleiche für das Kind tun,
was wir für seine Mutter getan haben?
Wir sollten es zumindest versuchen.

9

Wo können wir beginnen?
Die Mutter bereitet sich auf eine fast schmerzlose Geburt vor.
Wie können wir das Kind vorbereiten?
Indem wir feine Elektroden durch den mütterlichen Leib führen und an seinem Köpfchen befestigen?
Um Himmels willen, nein!
Wir wissen, welche heroischen Leistungen die heutige Technologie vollbringt.
Und wir bedenken zu wenig, ja, wir vergessen,
welch ein Sadismus sich tief im Herzen der Menschen verbirgt:
eindringen, durchbohren, zerschneiden, zerlegen...
Was beflügelt den jungen Forscher,
den zukünftigen Nobelpreisträger, der sich mit Nadeln und Sonden bewaffnet?

Ist es die Liebe
oder der Ehrgeiz?
Die Wissenschaft, die Forschung,
sie verbergen unter ihrem respektablen Mantel
genauso viele Verbrechen
wie einst die Religion.
Die Inquisition verbrannte und folterte auch, »um uns zu retten«.
Andere Zeiten, andere Sitten.
Die Impulse sind die gleichen.

Nein, keine Elektroden.
Versuchen wir doch einfach zu verstehen.
Wenn wir fragen:
»Warum leidet eine Frau bei der Geburt?«,
ahnen wir schon den Grund ihres Schmerzes.
Wir erkennen
ihre Angst.
Wir sollten den Mut aufbringen,
unsere Ohren und Herzen zu öffnen.
Dann werden wir vielleicht endlich hören,
was unsere Kinder schon so lange
und immer vergeblich
verzweifelt herausschreien, wenn sie geboren werden.

II

»*Geburt ist Leiden*«
Gautama

1

Geburt ist Leiden.
Nicht nur das Gebären,
auch geboren zu werden,
ist schmerzhaft.
Als der Buddha sagte: »Geburt ist Leiden«,
sprach er nicht von der Mutter,
sondern von dem Kind.
Und davon, daß es furchtbar ist, geboren zu werden...

2

Was ist daran furchtbar?
Es ist weniger der Schmerz
als vielmehr die Angst.
Für das Kind ist diese Welt erschreckend.
Ein Übermaß, eine erdrückende Vielfalt von Eindrücken
überfällt den kleinen Reisenden.
Man sagt, man glaubt, daß das Neugeborene nichts spürt.

Es spürt *alles*!
Alles, total, ohne Filter, ohne Unterschied, wahllos, schutzlos.
Die Geburt ist ein Sturm, ein Orkan.
Das Kind kommt an wie ein Schiffbrüchiger,
erschöpft und abgekämpft,
und wird überschwemmt
von einer Springflut der Empfindungen,
die es nicht einordnen kann.
Unser Verbrechen ist, nicht wahrzunehmen,
daß die Sinne des Neugeborenen vollkommen wach sind,
so fein, so genau, so frisch,
wie sie es nur in der Kindheit sind.
Wir anderen, wir »großen Leute«,
wir spüren nichts mehr.
Unsere Sinne sind übersättigt und abgestumpft.
Die Gewohnheit, nicht das Alter
hat unsere Haut so rauh,
so tot, so unsensibel werden lassen
wie den Panzer eines Rhinozeros oder eines Krokodils.

3

Fangen wir beim Sehen an.
Das Neugeborene sieht nicht?
So steht es in den Büchern.
So steht es in unseren Köpfen.
Denn sonst würde man wohl kaum auf dieses Kind einen Scheinwerfer richten, dessen gleißendes Licht nicht einmal der Chirurg selbst ertragen könnte.
Das Licht dämpfen, wenn das Kleine kommt?
Schämen wir uns, so etwas für einen Blinden zu tun?

Das Neugeborene blind?
Schauen wir es uns doch an.

Was sieht man:
Kaum ist der Kopf geboren, der Körper ist noch eingezwängt, da öffnet das Kind weit die Augen.
Und kneift sie im nächsten Augenblick mit jenem Gebrüll wieder zu, das wir so gut kennen.
Zugleich zeichnet ein unsagbarer Schmerz sein kleines Gesicht.
Die Augen des Michael Strogoff wurden mit einem weißglühenden Schwert verbrannt.
Woher kannte Jules Vernes wohl dieses Bild?
Ist es unsere Absicht, das Kind mit Schmerz und Gewalt zu zeichnen?
Wollen wir ihm unbedingt beweisen, daß es unter Verrückte geraten ist?
Dann können wir allerdings nichts Besseres tun, als diese blendenden Lichter auf seine Augen zu richten.
Wie bereitet man einen guten Kampfstier vor?
Wie macht man ihn zornig, trunken vor Schmerz und Wut?
Man sperrt das Tier eine Woche lang im Dunkeln ein.
Dann jagt man es mit einem Schlag in das gleißende Licht der Arena.
Er stürmt los. Er muß töten.
Die Menge brüllt.
Das Kind brüllt.
Das Neugeborene blind?
Blind gemacht
von Blinden.

4

Und nun das Hören.
Ist das Kind taub? Genausowenig wie es blind ist.
Schon lange bevor es zur Welt kommt, kann es hören.
Im Leib seiner Mutter begegnen ihm vielfältige Geräusche: das Reiben der Knochen, das Glucksen der Eingeweide,

der schwere, alles regierende Trommelschlag des Herzens.
Und mit ihm ein anderer Rhythmus,
noch großartiger und mächtiger: der Atem
in seiner unaufhörlichen Wellenbewegung.
Mal ist er Sturm,
dann wieder sanfte Brandung.
In ihn mischt sich das Wort: die Stimme.
Jene Stimme mit ihrem einzigartigen Klang,
ihrer Farbe, ihrer Betonung, ihrem Ausdruck,
die das Kind umwebt und für immer prägt.
Dazu, gefiltert und gedämpft durch den Leib der Mutter, die Geräusche der Welt.
So lernt das Kind die Stimme seines Vaters kennen,
lange bevor es ihm begegnet.
Welch ein großes Konzert.
Noch aber lebt das Kind wie ein Fisch. Alle Laute sind gemildert und umgeformt durch das Wasser, in dem es badet.
Dann die Geburt.
Die Welt tost, wenn es aus den Wellen steigt.
Unsere Stimmen, unsere Schreie sind für das arme Kleine
wie Millionen Donnerschläge.
Wer denkt schon daran, in einem Geburtszimmer leise zu sprechen?
»Fest nach unten drücken! So drücken Sie doch!«
Das Gebrüll eines Kutschers,
der seine Pferde anfeuert.
Welch bezaubernde Begrüßung für ein Kind!

5

Ach, du unglückliches Wesen.
Es ist ein Elend, geboren zu werden,
und so plötzlich, ohne jede Vorwarnung,
in all unser Unwissen,
in all unsere unbeabsichtigte Grausamkeit zu geraten.

Gehen wir denn wenigstens mit deiner Haut etwas zarter um, mein Kleines?
Aber so ein Baby ... spürt doch nichts.
Es spürt nichts? Ach, wirklich?
Seine Haut, die unter jedem Lufthauch erschauert;
seine Haut, die erkennt,
ob der, der sich nähert,
ein Freund oder ein Feind ist;
eine Haut, die roh und dünn ist wie eine Brandwunde;
eine Haut, die bisher nur von samtigen Schleimhäuten gestreichelt wurde,
was muß sie erfahren?
Frotteehandtücher, grobe Gewebe,
wenn nicht sogar die Bürste!
Unsere Kinder kommen auf die Welt und fallen auf einen Dornenteppich.
Sie brüllen.
Und wir Idioten lachen darüber.

6

All dies ist nur der Anfang.
Ja, es gibt eine Hölle. Das ist kein Märchen.
Und es gibt das Feuer darin.
Eine Hölle, die nicht erst am Ende des Lebens kommt, in einer anderen Welt.
Sondern sie ist hier.
Am Anfang.

Das Kind muß durch die Hölle, wenn es bei uns ankommen will.
Die Flammen umzingeln es von allen Seiten. Sie verbrennen seine Haut, seine Augen. Sie dringen mit Wucht ins Innere und verätzen seine Schleimhäute.
Mit den ersten Atemzügen stürzt Luft in seine Lunge und brennt wie Säure auf einer frischen Wunde.

Dieser Schmerz übertrifft alle anderen Schrecken.
Wir brauchen nur an unsere erste Zigarette denken, den ersten Versuch zu inhalieren.
Es würgt uns, Tränen schießen uns in die Augen,
wir husten mit hochrotem Gesicht und versuchen verzweifelt, den beißenden Rauch loszuwerden.
Um wieviel schlimmer ist der Brand der ersten Atemzüge.
Heftiger und vollkommen unerwartet.
Zutiefst verletzt bäumt sich der kleine Körper auf,
speit aus, zieht sich zusammen,
versucht, den Feind mit aller Kraft wegzustoßen.
Das ist der erste Schrei.
Dieses Brüllen ist ein Nein.
Das Aufbegehren eines kleinen Wesens, das überfallen und vergewaltigt wurde.
Es ist seine leidenschaftliche, entrüstete Absage an das Leben.

7

Ist das endlich alles?
Aber nein.
Kaum ist das Kind geboren, da wird es am Fuß ergriffen und hängt mit dem Kopf nach unten.
Zugegeben, der kleine Körper ist mit einer dicken Schicht Käseschmiere überzogen und dadurch glatt und schlüpfrig.
Er kann einem leicht aus der Hand gleiten und herunterfallen.
Darum dieser Griff. Damit kann man das Baby gut und sicher halten.
Sicher für uns.
Das Kind aber baumelt im Leeren.
Es erlebt einen unbeschreiblichen Schwindel.
Ein solches Gefühl kehrt in unseren Alpträumen wieder, oder es wird lebendig, wenn wir im Aufzug zu schnell vom sechsten Stock ins Erdgeschoß rutschen.

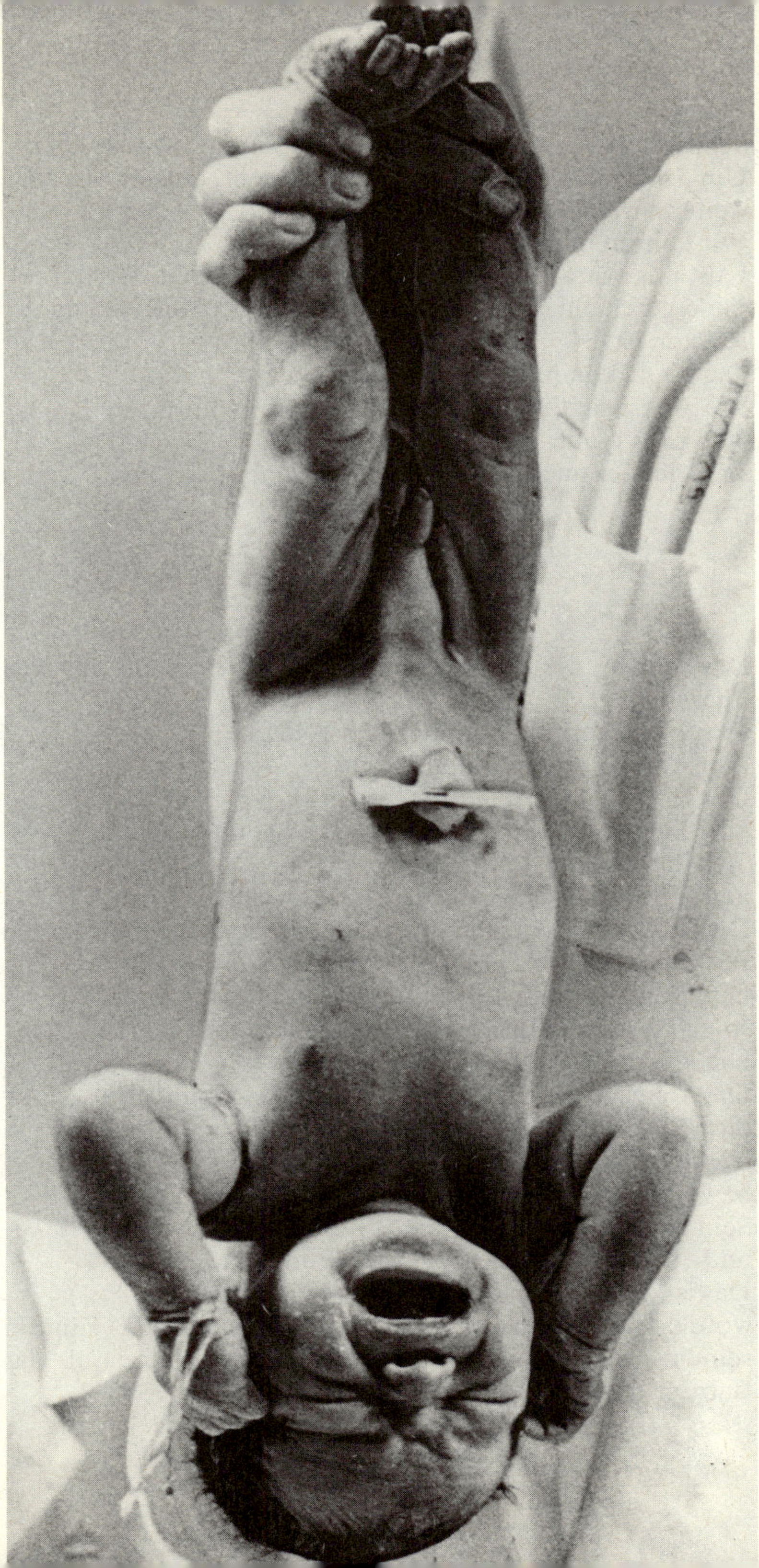

Schwindel und Angst, das sind die Spuren unserer Geburt.
Um ganz zu begreifen, was hier geschieht, müssen wir noch weiter zurückgehen.
Wir kehren in den Mutterleib zurück.
Laßt uns vor allem genau betrachten, was mit der Wirbelsäule geschieht. Allzu leicht vergessen wir, wie wichtig der Rücken ist.
Die Kraft kommt aus den Lenden.
Die Angst sitzt im Nacken.
So wie es in mir aussieht,
so spricht es auch aus meinem Rücken.

8

Das Leben des Kindes im Mutterleib verläuft in zwei Phasen,
so verschieden wie Sommer und Winter.
Am Anfang eine »goldene Zeit«.
Der Embryo,
eine kleine, reglose Pflanze, die wächst und erblüht.
Aus ihr wird der Fötus,
aus der Pflanze ein Tier, das sich bewegt.
Die Bewegung beginnt im Rumpf und setzt sich in die Extremitäten fort.
Der kleine Baum wiegt seine Äste: der Fötus rudert,
spielt mit seinen Gliedern, freut sich seiner Freiheit.
Die goldene Zeit.
Das kleine Wesen ist schwerelos und ungebunden,
die Wasser tragen es und machen es
leicht wie einen Vogel,
beweglich wie einen Fisch.
Sein Königreich kennt keine Grenzen,
und ebenso grenzenlos ist seine Freiheit.
Das ist die erste Hälfte der Schwangerschaft,
wo die Eihäute (das sind die Membranen, die das Kind in seinem Fruchtwasser umgeben) schneller wachsen als das Baby.

Das Kind entwickelt sich und wächst, aber sein Königreich wächst noch schneller. Und so spürt es noch keine Grenzen, sie scheinen sich in unendlicher Ferne zu befinden.
Es gibt Photographien aus dieser Zeit, die Kinder mit einem vollkommen ruhigen und entspannten Gesichtsausdruck zeigen.
Bilder heiterer Gelassenheit.
Die goldene Zeit.
Aber sie ist nicht von Dauer.
Auch der Prinz tief im Mutterleib entgeht nicht dem Naturgesetz,
dem Gesetz der universellen Bewegung,
daß alles sich in sein Gegenteil verwandeln wird.
Wenn die erste Hälfte der Schwangerschaft vorüber ist, wird alles anders. Das Kind wächst jetzt schneller als die Eihäute, die es umgeben.
Es trifft auf Mauern.
Und schon bald wird es sich daran stoßen.
Es beginnt, sich eingeschlossen zu fühlen.
Das Universum schrumpft.
Was einst ein Königreich ohne Grenzen war, wird nun jeden Tag kleiner.
Strahlende Tage der Jugend, verrückte Freiheit, herrliche Leichtigkeit, wo seid ihr?
Woher soll das Kind wissen, daß alles nur daher kommt, daß es selbst wächst ...
Und so wird eines Tages der Prinz zum Gefangenen.
Und was für ein Gefängnis das ist!
Die Zelle ist so klein, daß das Kind die Mauern darin berührt, manchmal sogar alle gleichzeitig.
Die Decke ist so tief, daß es den Kopf einziehen muß.
Die Wände rücken immer näher, so dicht, daß schließlich der Rücken des Kindes und der Uterus miteinander verschmelzen.
Unerbittliches Schicksal.
Was kann das Kind tun?
Es fügt sich.
Es rundet den Rücken, es beugt den Kopf und macht sich klein.

Mit jedem Tag wird das Baby größer und sein Gefängnis enger.
Es rollt sich zusammen. Duckt sich. Unterwirft sich.
Und siehe da, eines Tages wird sein Kerker lebendig.
Wie eine große Krake umschlingt er seine Beute, drückt sie, umarmt sie – und läßt wieder locker.
Die Kontraktionen beginnen. Im letzten Schwangerschaftsmonat werden sie immer wieder kommen.
Kommen und gehen. Nicht stark. Eher spielerisch.
Ganz allmählich bereiten sie das Kind auf den großen Sturm vor.
Das Kleine spürt sie zuerst voller Schrecken,
dann gewöhnt es sich an sie
und beginnt sogar, Gefallen an ihnen zu finden.
Es gibt sich den Umarmungen und Liebkosungen hin, folgt der Bewegung mit dem Rücken, neigt den Kopf
und erschauert vor Vergnügen an diesem sinnlichen Spiel.
Oh ja, noch sind es zärtliche Umarmungen.

9

Und dann kommt der Tag, wo es kein Spiel mehr ist.
Die geliebte Brise wird zum Sturm,
die Freundin zur Furie.
War sie einst noch zärtlich, so wird sie jetzt bösartig.
Sie umarmt nicht mehr, sie zermalmt.
Was spielerisch und Spiel war, wird zum bitteren Kampf.
Das ist nicht mehr Liebe,
das ist eine Jagd.
Aber ... du liebtest mich doch ...
und jetzt trittst du nach mir, stößt mich hinab,
du zerdrückst mich ja,
du willst mich umbringen,
du willst, daß ich in diesen Abgrund springe, ins Nichts!
Das Kind wehrt sich mit all seiner Kraft.
Nicht springen. Nicht fortmüssen.
Alles, aber nicht diese Leere ...

Aber was vermag es schon gegen hundert, gegen tausend,
gegen eine so maßlose und erbitterte Kraft.
Es zieht die Schultern hoch, duckt den Kopf, das Herz klopft, als wolle es zerspringen.
Das Kind ist kaum mehr als ein Bündel Angst,
fest eingeschnürt, dicht zusammengekrümmt.
Die Wände rücken immer näher.
Der Käfig wird ein Tunnel,
der Tunnel ein Trichter.
Die Angst wird grenzenlos.
Und dann, plötzlich, verwandelt sie sich in Zorn.
Trunken vor Wut geht der Gefangene zum Angriff über
und wirft sich gegen die Mauer.
Um jeden Preis muß ich da durch. Ich muß hinaus.
Auch wenn mein Kopf an dieser Mauer zerbersten wird.
Auch wenn diese Mauer mich umbringt.
Diese Mauer muß weichen.
Diese Mauer ... aber ... sie ist doch meine Mutter!
Meine Mutter, die mich getragen und geliebt hat!
Es drückt noch fester.
Oh, mein Kopf, mein Kopf!
Das ganze Unglück ballt sich auf ihm zusammen.
Wie soll er das aushalten?
Er wird zerspringen.
Das ist das Ende. Das ist der Tod.
Es weiß nicht, das arme Kind,
daß dort, wo die Schatten am dichtesten sind,
das Licht des Lebens zum Greifen nahe ist.

10

Dann kommt die Explosion.
Alles fliegt auseinander.
Die Mauern stürzen ein.

Das Gefängnis, die Zelle: sie sind verschwunden.
Nichts mehr.
Ist das Universum zersprungen?
Nein. Ich bin geboren.
Um mich herum ist Leere.
Unerträgliche Freiheit.
Du hast mich fast zu Tode gedrückt,
aber du hast mir Form gegeben.
Verfluchtes Gefängnis, meine Mutter, wo bist du?
Ohne dich wird mir ganz schwindlig.
Komm, komm wieder, halte mich fest.
Nimm mich zurück, umschlinge mich, zermalme mich,
aber laß mich sein.

11

Die Angst sitzt im Nacken.
Der Feind greift immer von hinten an.
Das Kind ist trunken vor Schmerz,
vor allem weil es nichts mehr an seinem Rücken spürt.
Der Rücken, der sich jeden Tag mehr gekrümmt hat,
den die Wehen unter der Geburt gespannt haben wie einen Bogen,
wird plötzlich losgelassen.
Um diesen kleinen Körper zu beruhigen, zu besänftigen und zu trösten, müssen wir ihn zusammenhalten.
Wir müssen ihn vor der Leere schützen.
Ihn nur so viel von der neuen Freiheit kosten lassen wie er verkraften kann.
So wie man noch eine Weile die Luftkompression aufrecht erhält, wenn ein Taucher zu schnell aus der Tiefe emporkommt.
Statt dessen lassen wir das Kind an einem Fuß nach unten hängen,
und sein armer Kopf, der das ganze Drama auf sich genommen hatte, dreht sich im Leeren.

12

Wo legen wir ihn hin, den kleinen Märtyrer, der aus der Wärme und Weichheit des Leibes kommt?
Auf die Waage!
Hart, eiskalt, metallen.
Die Kälte brennt genauso grausam wie das Feuer.
Ein Sadist könnte es kaum besser machen.
Die Schreie werden schriller,
und die Anwesenden jubeln:
»Hörst du, wie es schreit!«,
begeistert, daß das Kleine so viel Krach machen kann.

13

Wieder wird das Kind hochgenommen,
wieder an den Füßen.
Neue Reise. Neuer Schwindel.
Man legt es in eine Ecke des Wickeltisches
und läßt es eine Weile dort liegen.
Es brüllt noch immer.
Und nun die Tropfen.
Als sei es noch nicht genug, die Augen mit Licht zu bombardieren.
Nein, sie müssen auch noch gegen eine Infektion geschützt werden, die in den allermeisten Fällen gar nicht besteht.
Das Kind wehrt sich. Es zappelt wie verrückt.
Aber wir sind die Stärkeren, wir sind die Großen.
Gewaltsam ziehen wir seine Lider auseinander und lassen einige Tropfen der brennenden Flüssigkeit in seine Augen fallen.

14

Dann ist es allein.
Verloren in einer Welt, die ihm unverständlich, feindlich und wahnsinnig erscheinen muß.
Die Angst nimmt kein Ende.
Sobald man nur in seine Nähe kommt, fängt das Kleine schon an zu zittern und brüllt noch lauter.
Fort von hier. Nur fort.
An diesem Punkt kann man etwas Merkwürdiges beobachten:
Wo die Kraft nicht mehr reicht, wo der Schmerz zu groß wird, wo die Tränen versiegen,
da entflieht das Kind.
Es kommt nicht weit: die Beinchen bewegen sich zwar heftig, aber sie können es ja noch nicht tragen.
Das Baby zieht sich in sich selbst zurück.
Es faltet sich zusammen, rollt sich ein,
zieht sich in sein Schneckenhaus zurück.
Beine und Arme holt es dicht an den Körper heran
und nimmt wieder die Stellung eines Fötus ein.
Es weist sie zurück,
die Welt, die Geburt.
Es sucht Geborgenheit in der Haltung,
die es aus dem Paradies kennt.
Es sucht Schutz in der symbolischen Gefangenschaft
des mütterlichen Leibes.

15

Aber da packt man es schon wieder.
Diesmal wird es angezogen.
Es muß fein gemacht werden,
damit es seiner Mutter Ehre machen kann.
Man zwängt es in rauhe, stramme, eng geschnürte Kleider.

Wie gut ihm das steht!
Wie niedlich es darin aussieht!
Es wehrt sich noch einmal,
solange die Kraft reicht.

16

Irgendwann ist das Maß voll.
Das Kind ist zu erschöpft. Es gibt auf.
Es taucht hinab. Es versinkt in Schlaf.
Seine einzige Zuflucht.
Sein einziger Freund.

17

Das also ist die Geburt.
Die Hinrichtung eines Unschuldigen.
Welch ein Elend.
Sind wir wirklich so naiv zu meinen,
daß eine solche Katastrophe keine Spuren hinterläßt?
Dabei findet man sie überall.
Auf der Haut, am Rücken, in den Knochen,
in den Alpträumen,
im Wahnsinn,
in unseren Wahnsinnstaten: Folter und Gefängnis.
Die Mythen, die heiligen Schriften
erzählen von nichts anderem
als von dieser tragischen Odyssee.

III

»Die Frage ist schon die Antwort«

1

Wir überlegen, wie wir das Kind vorbereiten können.
Mit feinen Elektroden?
Wir sind ratlos.
Nicht das Kind müssen wir vorbereiten.
Uns selbst.
Die eigenen Augen müssen wir öffnen.
Die eigene Blindheit muß aufhören.
Mit ein wenig Verständnis ist alles so einfach.

2

Der Anfang ist ein Widerspruch.
Das Kind war im Gefängnis. Jetzt ist es frei,
und es brüllt.
Etwas Ähnliches kann man bei Gefangenen beobachten.
Man öffnet ihnen die Zelle.
Aber die Freiheit verwirrt sie.
Sie finden keine Ruhe. Die Gitter, die sie verfluchten, scheinen ihnen jetzt zu fehlen.
Das führt dazu, daß sie schließlich rückfällig werden und wieder im Gefängnis landen.

Diesem Neugeborenen, das seine Freiheit nicht ertragen kann, möchte man am liebsten sagen:
»Du unglückseliges Wesen, hör doch auf zu weinen!
Was willst du denn? Du bist verzweifelt, dabei hättest du allen Grund dich zu freuen. Sieh doch, wie du dich ausstrecken, wie du herumtollen kannst, wieviel Platz du jetzt hast.
Du solltest deine Freiheit bejubeln!
Du aber weinst!«
Wie können wir dem Kind das begreiflich machen?
Ganz einfach.
Wir müssen mit ihm sprechen. In seiner Sprache.
In jener Sprache, die überall gilt und die keine Worte kennt.
Einer Sprache, die Menschen jeden Alters verstehen.
In der Sprache der Liebe.
Die Liebe sprechen lassen ... zum Neugeborenen?
Natürlich.
Was geschieht zwischen Liebenden?
Sie sprechen nicht, sie berühren einander.
Sie löschen das Licht
oder schließen einfach die Augen.
Sie machen Nacht um sich.
In der Finsternis finden sie sich schweigend und berühren einander sacht. Sie erschauern unter ihren Zärtlichkeiten, sie liegen einander in den Armen und versinken in wohlige Geborgenheit. Wie damals, in ihrem einstigen Gefängnis, im Mutterleib.
Ihre Hände sprechen und ihre Körper verstehen.
Das braucht das Neugeborene.
So müssen wir zu ihm sprechen.
Mit leichten Händen,
die wach und voller Zärtlichkeit sind.
Mit Händen, die sich langsam, ganz langsam
im Rhythmus seines Atems bewegen.
Aber wir eilen voraus.
Laßt uns einmal Schritt für Schritt anschauen,
was wir tun können,
um dem Kind, das in unsere Mitte kommt,
die Angst zu nehmen.

3

Beginnen wir mit dem Sehen.
Wir brauchen es nur den Liebenden gleichzutun und das Licht zu löschen.
Würden wir im Scheinwerferlicht miteinander schlafen? Es genügt vollkommen, nur so viel Licht zu lassen, wie nötig ist, um den Damm bei der Geburt des Kopfes zu beobachten und zu beurteilen, ob es Mutter und Kind gut geht.
Wieviel friedvoller ist das Halbdunkel.
Auch die Mutter kann sich im Dämmerlicht besser entspannen.
Übrigens: Schließen wir nicht die Augen,
um besser hören und spüren zu können?

4

Nun das Hören.
Was könnte einfacher sein. Wir brauchen nur zu schweigen und still zu sein.
Einfach?
Auch das ist schwieriger als es aussieht.
Wir sind dermaßen geschwätzig.
Hinzu kommt, daß es so aufwühlend sein kann, gemeinsam mit einem anderen Menschen zu schweigen, daß es uns Überwindung kostet, es zu wagen.
Schweigen bedeutet, sich dem anderen zu öffnen, zu hören und aufzunehmen, was jenseits von Worten liegt. Dies erfordert Kraft und bewußte Anstrengung.
Wir müssen darauf vorbereitet sein. Wir müssen es üben.
Und müssen begreifen, warum es geschieht.
Die ersten Frauen, die in einer solchen schweigenden Umgebung gebaren, waren dadurch so irritiert, daß es sich lohnt, ihre Reaktionen einmal genauer zu beschreiben.
Schon gegen Ende der Geburtsarbeit, während der Austrei-

bungsperiode, sprachen wir sehr leise und sehr wenig. Auf diese Weise entsteht Frieden im Raum, und mit ihm die geeignete Atmosphäre, um das Kind zu empfangen.
War das Kind geboren, so sprachen wir kein Wort mehr.
Falls es unumgänglich war, etwas zu sagen – z. B. eine Anweisung oder eine Erklärung zu geben – so geschah dies mit tonloser Stimme, flüsternd, um die ersten Augenblicke des Kindes nicht zu stören.
Diese im Grunde natürliche Art sich zu verhalten, wirkte auf die Frauen erstaunlicherweise so beunruhigend, daß sie in kürzester Zeit von Panik ergriffen waren.
Das Kind, statt wie gewohnt zu brüllen, gab zwei oder drei Mal einen kräftigen und gesunden Schrei von sich und begann dann tief und regelmäßig zu atmen.
So kam es, daß die intensive Stille, die die Frauen hörten, dadurch entstand, ... daß ihr Baby nicht mehr schrie. In ihren Augen konnten wir bald Erstaunen und dann zunehmend Angst ablesen. Ihre flehenden, fragenden Blicke wanderten von einem zum anderen.
Und dann plötzlich brach es aus ihnen heraus:
»Aber warum schreit mein Baby nicht?«
Das hatten wir nicht erwartet. Es traf uns vollkommen überraschend, es zerriß uns das Herz.
»Warum schreit mein Baby nicht?«
Der Aufschrei eines Kindes, dem man das Spielzeug kaputt gemacht hat:
»Warum schreit mein Baby nicht?«
Die Enttäuschung, das Erstaunen und die Anklage, die darin lag, verschlug uns die Sprache. Sind wir so sehr von der Vorstellung geprägt, daß ein Kind nach der Geburt brüllen muß? Sind Geburt und Leiden in unserem unbewußten Verständnis so eng miteinander verknüpft? Sind die Schreie des Neugeborenen unantastbar, ein Tabu? Haben wir uns so weit vom Natürlichen entfernt, daß etwas so Schlichtes und Wahrhaftiges wie diese Stille uns überrascht und in Angst versetzt, wenn sie uns unerwartet trifft?
Was sollten wir sagen? Was antworten?
Es waren Frauen, die nicht ausreichend auf unser Schweigen vorbereitet waren. Wir hatten es nicht vorher mit ihnen

besprochen, denn für uns schien diese Stille selbstverständlich.

»Mein Kind lebt nicht«, fährt die verzweifelte Stimme fort.

»Ihrem Kind geht es wunderbar«, sagten wir und bedeuteten ihr mit einer Handbewegung, doch etwas leiser zu sprechen, um die Ohren des Kindes zu schonen.

Aber unsere tonlosen Stimmen beunruhigten die Arme nur noch mehr.

»Mein Kind ist tot«, jammerten sie.

Tot? Dabei lag das Kind auf ihrem Bauch, zappelte und räkelte sich.

»Aber nein«, sagten wir, »ein totes Kind liegt vollkommen still. Fühlen Sie doch, wie ihr Kind sich bewegt. Fühlen sie, wie es sich wohl fühlt.«

All dies sagten wir mit leiser Stimme.

Wie soll man es beiden, der Mutter und dem Kind,
recht machen?

Schließlich versuchten wir, viel zu spät natürlich, den Grund unseres Schweigens zu erklären. Unsere Achtung vor dem Neugeborenen und seinen empfindsamen Ohren und unser Bemühen, es nicht durch lautes Sprechen zu erschrecken.

Wir sprachen davon, daß Gebrüll und Leid für das Kind nicht unbedingt notwendig sind, und daß es kein unabwendbares Schicksal ist, durch die Hölle zu gehen, um geboren zu werden. Vergebene Mühe.

Unsere Erklärungen überzeugten nicht. Sie kamen zu spät. Die Augen der Frauen blieben voller Trauer und Zweifel.

Schließlich beruhigten sie sich.

»Ihrem Kind könnte es nicht besser gehen«, ermutigten wir sie von Neuem.

»Meinen Sie?« aber Unglauben lag in ihrer Stimme.

Der Gerechtigkeit halber müssen wir zugeben, daß es wirklich überraschend ist, ein Neugeborenes zu sehen, das nach zwei bis drei Schreien beginnt, fröhlich zu glucksen, zu gähnen, zu murmeln und sich zu räkeln.

Es kommt ins Leben wie jemand, der aus einem erquickenden Schlaf erwacht.

Für denjenigen, der das nicht kennt, ist dieser Anblick ebenso erstaunlich und aufwühlend wie eine Frau, die mit

strahlendem Lächeln und ohne den geringsten Schrei ihr Kind gebiert.
Mit anderen Worten:
Wir müssen die Frauen vorbereiten. Nicht, indem wir sie in ihren Vorstellungen festlegen. Im Gegenteil. Sie müssen wach, offen und bewußt sein.
Und sie müssen begreifen, daß das Kind hört, daß seine Ohren empfindlich sind und daß man sie leicht verletzt.

Wir alle müssen bereit werden, das Kind vom ersten Augenblick an zu lieben. Um seiner selbst willen. Nicht um unsertwillen.
Ein Kind ist kein Spielzeug, kein Schmuckstück. Es ist ein Wesen, das uns anvertraut ist.
Es wäre gut, wenn die Frauen spürten:
»Ich bin *seine* Mutter.«
und nicht:
»Dies ist *mein* Kind«.
Dazwischen liegen Welten.
Liegt die Zukunft des Kindes.

5

Schweigen zu lernen, ist unerläßlich für die Mutter, und ebenso wichtig ist es für alle, die ihr bei der Geburt beistehen: Hebammen, Ärzte, Helfer.
Meistens geht es im Kreißsaal recht laut zu.
Die Ermunterung: »Fest nach unten drücken, weiterpressen!« wird selten geflüstert.
Das ist sehr schade.
Solche lauten Ausbrüche beunruhigen die Frauen eher, als daß sie ihnen helfen. Leises Zureden wird sie entspannen. Wir erweisen ihnen damit sicherlich einen besseren Dienst als mit unserem Geschrei.
Ja, vor allem die Geburtshelfer müssen die Kunst des Schweigens beherrschen. Sie müssen endlich lernen und begreifen, was es bedeutet, ein Kind würdig zu empfangen.

6

Annähernde Dunkelheit ... Stille ...

Unmerklich legt sich über alles ein tiefer Frieden.

In der Kirche sprechen wir auch nicht in voller Lautstärke. Instinktiv senken wir die Stimme. Ist nicht gerade das Geburtszimmer ein heiliger Ort?

Dunkelheit, Stille. Was brauchen wir noch?

Geduld. Oder besser gesagt: Wir müssen lernen, uns extrem langsam zu bewegen. So langsam, daß kaum noch Bewegung stattfindet. Dazu bedarf es einer großen inneren Ruhe. Sie ist die Voraussetzung dafür, daß wir uns mit dem Neugeborenen verständigen können.

Zu einer solch extremen Langsamkeit zu finden erfordert Übung. Die Mutter und alle anderen Anwesenden müssen sich darauf vorbereiten.

Auch hier hilft es, uns die merkwürdige Welt noch einmal zu vergegenwärtigen, aus der das Kind kommt.

Sein Abstieg durch die Hölle geschieht im Schneckentempo, Zentimeter für Zentimeter.

Und je mehr seine Bewegungen eingeengt werden, je mehr es zusammengedrückt wird, desto mehr Energie staut sich in ihm auf. Es ist geballte Kraft.

Wenn wir selbst einmal die Erfahrung gemacht haben, wieviel Energie sich in uns sammelt, wenn wir uns extrem langsam bewegen, dann werden wir auch das Neugeborene besser verstehen und es gebührend empfangen können.

Denn wir müssen ihm in seiner Zeit begegnen.

Dazu müssen wir unsere Zeit verlassen.

Unsere Zeit. Das ist unsere individuelle Geschwindigkeit. Unsere Gewohnheit. Unser persönlicher Geschmack.

Unsere Zeit und die Zeit des Neugeborenen sind fast unvereinbar.

Jene bewegt sich so langsam, daß sie fast stillsteht.

Die unsere ist von solcher Unruhe getrieben, daß sie davonzurasen scheint.

Außerdem sind wir niemals ganz »da«. Wir sind immer anderswo. In der Vergangenheit, bei unseren Erinnerungen.

In der Zukunft, bei unseren Plänen.
Wir sind hinterher oder voraus. Niemals aber *jetzt.*
Wirklich begegnen können wir dem Neugeborenen nur, wenn wir unsere Zeit verlassen.
Wie ist das möglich?
Es genügt, daß wir ganz »da« sind.
Ganz Gegenwart, so als gäbe es weder Vergangenheit noch Zukunft.
Wenn wir anfangen darüber nachzudenken, daß das Ganze hoffentlich bald zuende ist, weil schon die nächste Verabredung wartet, dann haben wir uns schon entfernt.
Wir müssen so »da« sein, als könne es ewig weitergehen. Bis an das Ende der Zeit.
Denn es ist das Ende der Zeit. Und ihr Beginn.
Es ist so einfach – und scheint doch unmöglich.
Wie können wir das Unvereinbare vereinen, wie können wir Null und Unendlich zusammenbringen?
Durch unsere leidenschaftliche Aufmerksamkeit.
Wir müssen dem Neugeborenen so begegnen, als sei es das erste Neugeborene, das wir jemals gesehen haben.
Neugierig, verwundert entdecken wir dieses Kind, das wir ja tatsächlich zum ersten Mal in unserem Leben sehen.
Sein Anblick versetzt uns in solches Erstaunen, daß wir alles um uns herum vergessen.
Wir vergessen uns selbst. Wir verschwinden.
Es gibt keinen Beobachter mehr.
Es gibt nur noch das Baby.
Wir vertiefen uns in seinen Anblick. Wir sind ganz davon gefangengenommen, durchdrungen, erfüllt.
Wir betrachten dieses Kind so wie es ist, vorbehaltlos, ohne Rücksicht auf alles, was wir wissen und gelernt haben. Ganz neu, ganz unschuldig.
Wir werden ... dieser neue Mensch.
Der Geburtshelfer wird wieder zum Neugeborenen.
Er ist neu geboren worden. Er hat noch einmal seine Angst durchlebt. Er hat seine Reinheit wiedergefunden.
Unbemerkt hat er die Zeit verlassen.
Mit dem Kind zusammen ist er an die Schwelle zur Ewigkeit gelangt.

Aber Halt: Die Begeisterung beflügelt mich und die Gedanken laufen mir davon.
Warten wir doch auf das Kind ...

7

So.
Alles ist vorbereitet: Dunkelheit, Stille, innere Sammlung.
Die Zeit steht still.
Das Kind kann kommen.

8

Schau her!
Das Baby erscheint. Zuerst der Kopf. Dann die Arme.
Wir helfen ihm, sie zu befreien, indem wir unter jede Achselhöhle einen Finger gleiten lassen. So heben wir den kleinen Körper nach oben, als würden wir jemand aus einem Brunnen herausziehen.
Auf keinen Fall dürfen wir seinen Kopf berühren. Wir legen es unmittelbar auf den Bauch seiner Mutter.
Kann es einen besseren Ort geben als ihren Bauch, der genau die Form und die Größe des Babys angenommen hat? Eben wölbte er sich noch nach oben, jetzt ist er eingesunken und liegt da wie ein wartendes Nest.
Leicht und geschmeidig hebt und senkt er sich im Rhythmus ihres Atems, die Haut mit ihrer natürlichen Wärme ist sanft und weich. Ja, es ist ein ausgezeichneter Ort, wo das Neugeborene sich ausruhen kann.
Hinzu kommt – und das ist entscheidend wichtig – daß bei diesem nahen Kontakt die Nabelschnur unversehrt bleiben kann.

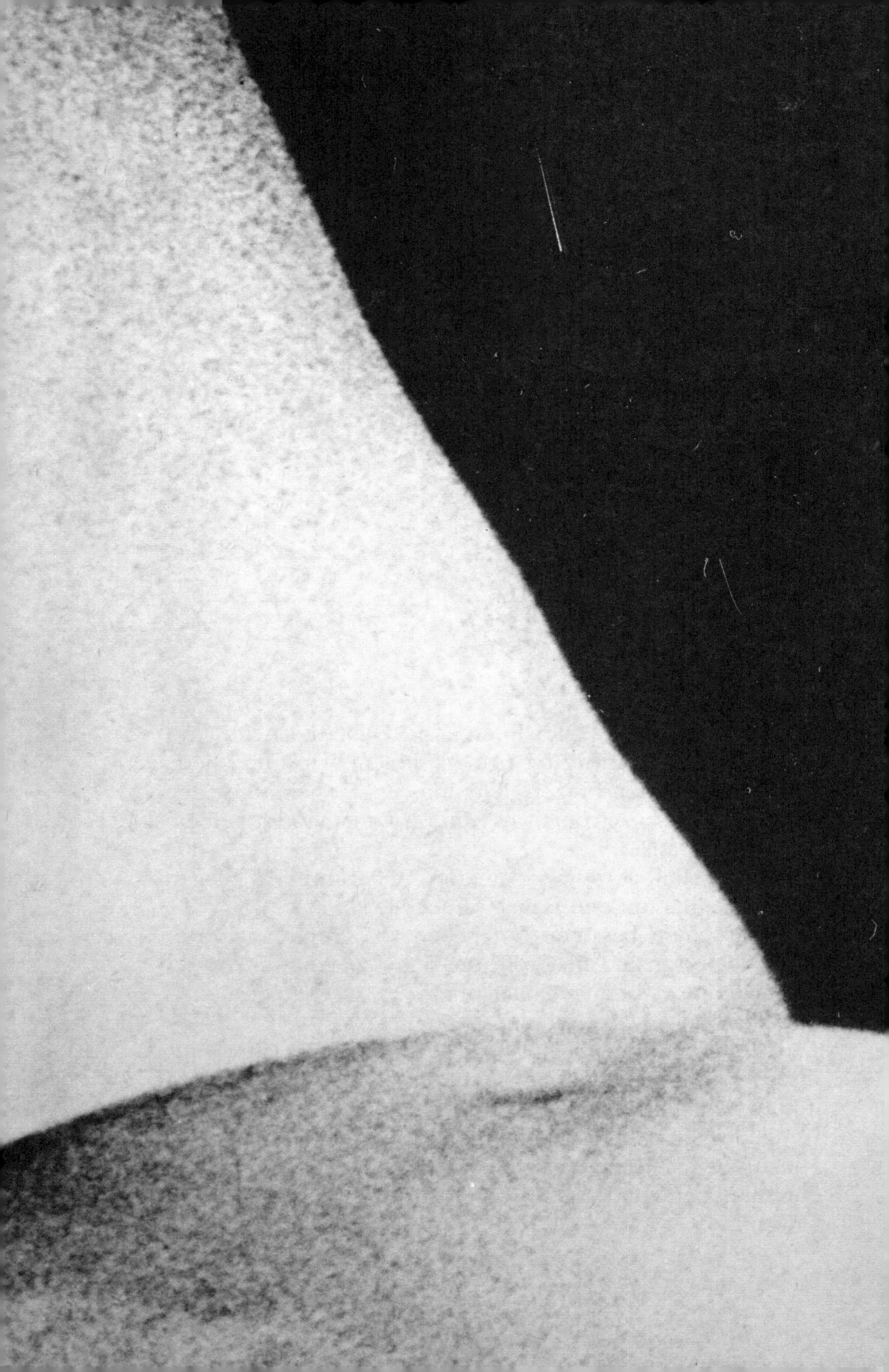

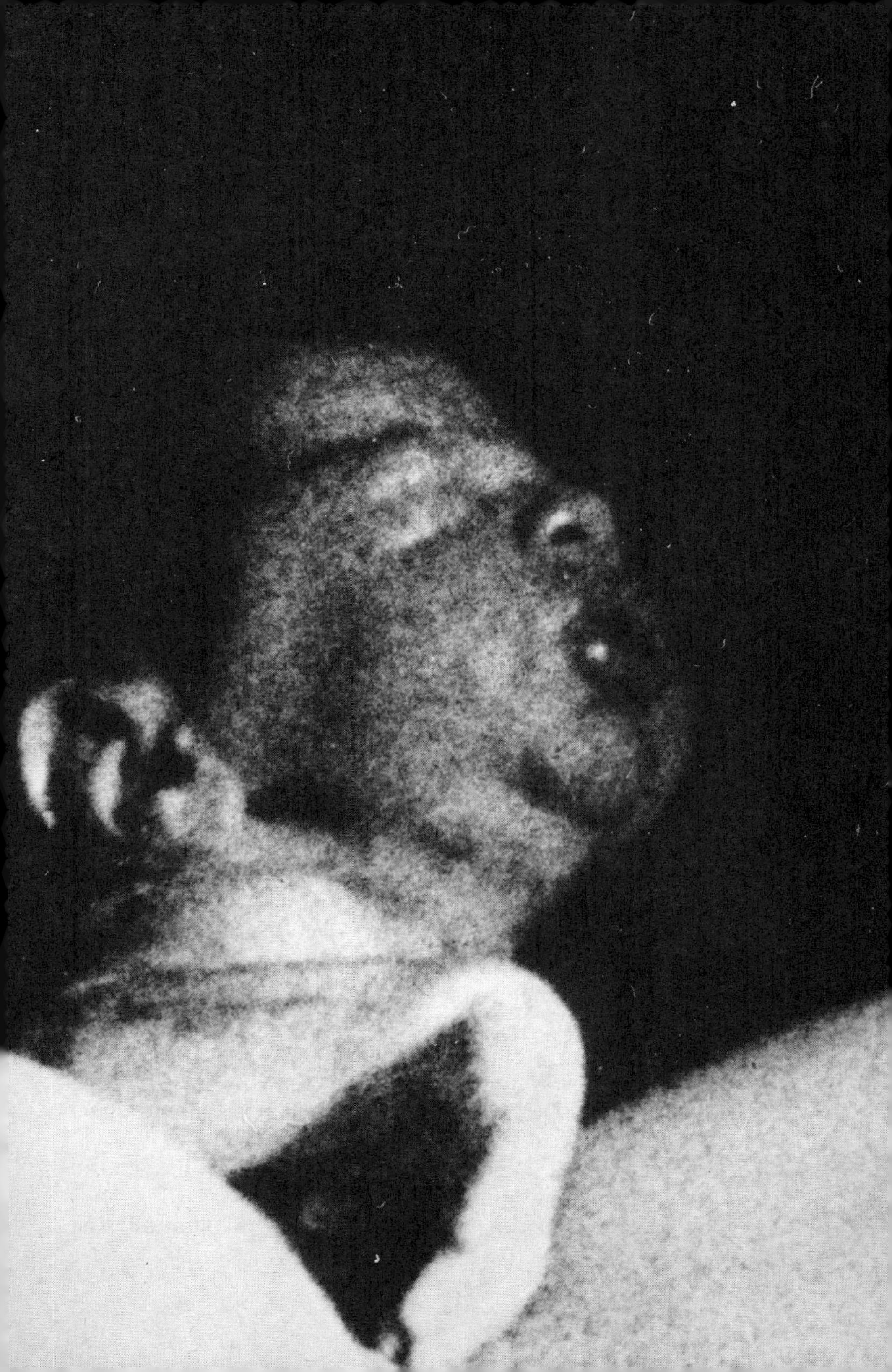

9

Die Nabelschnur sofort nach der Geburt zu durchtrennen, ist ein Akt von großer Grausamkeit. Wir machen uns keine Vorstellung davon, wie verheerend sich das auf das Kind auswirkt.

Die Nabelschnur unversehrt zu lassen, bis sie nicht mehr pulsiert, verändert die ganze Geburt.

Den Geburtshelfer zwingt es zur Geduld. Sowohl für ihn wie auch für die Mutter ist es eine Aufforderung, den eigenen Lebensrhythmus des Kindes zu respektieren.

Aber das ist nicht alles.

Wir haben schon beschrieben, daß die Luft, die in seine Lungen strömt, das Baby gleichsam innerlich verbrennt.

Und noch etwas:

Bevor das Kind geboren wurde, lebte es in der Einheit.

Es machte keinen Unterschied zwischen der Welt und sich selbst. Außen und Innen war eins. Es kannte noch nicht die Gegensätze. Es wußte zum Beispiel nichts von der Kälte, denn Kälte ist nur erfahrbar als das Gegenteil von Wärme. Im Mutterleib aber war seine Körpertemperatur mit der der Mutter vollkommen identisch. Wie sollte es da einen Unterschied empfinden?

Mit der Geburt beginnt für das Kind die Welt der Gegensätze, alles ist entweder gut oder schlecht, angenehm oder unangenehm, trocken oder naß... Es entdeckt die Gegensätze, die genauso unzertrennlich sind wie verfeindete Brüder.

Wie begegnet das Kind ihnen zum ersten Mal? Mit seiner sinnlichen Wahrnehmung? Nein, das kommt viel später.

Mit der Atmung.

Mit dem ersten Atemzug überschreitet das Kind die Grenze.

Jetzt ist es angekommen.

Es atmet ein. Das Einatmen geht in sein Gegenteil über: Ausatmen, welches seinerseits...

Das Pendel ist angeschwungen und wird von jetzt an unablässig in Bewegung bleiben.

Wir werden Teil des kosmischen Gesetzes, denn alles ist

Atem. Alle Bewegung entsteht durch das Schwingen zwischen den Gegensätzen. Alles wird aus seinem Gegenteil geboren, immer von neuem: der Tag aus der Nacht, der Sommer aus dem Winter, der Reichtum aus der Armut, die Kraft aus der Schwäche.
Ohne Anfang und ohne Ende.

10

Atmen bedeutet: im Einklang sein mit der Welt und mit der allumfassenden ewigen Pulsation.
Man kann auch sagen: Atmen ist Sauerstoff aufnehmen und Abfallstoffe, vor allem Kohlendioxid, abgeben.
In diesem einfachen Austausch begegnen sich zwei Welten, die eben getrennt wurden und die versuchen, einander wiederzufinden und zu verschmelzen: die Innenwelt und die Außenwelt, die Welt des inneren Organismus, des kleinen Ich, und die weite Welt des Universums.
In die Lungen fließt sowohl das Blut, das aus der Tiefe des Körpers kommt, als auch die Luft, die aus der Höhe kommt.
Die Luft und das Blut drängen sich aneinander, begierig, sich zu vermischen.
Es gelingt ihnen nicht, denn sie sind getrennt durch die dünne Membran der Alveolen, der Lungenbläschen. Und so »seufzen« sie einander entgegen, und sehnen sich nach der verlorenen Einheit.

Das Blut, das in der Lunge ankommt, ist dunkel, sauerstoffarm und beladen mit Abfallstoffen. Es ist kraftlos und alt, vom Tode gezeichnet. Dort aber fällt das Alter von ihm ab, es tankt neue Kraft und Jugend und zieht nach seiner Reise durch den Jungbrunnen verwandelt wieder davon, lebendig, reich, hellrot.
Es taucht von Neuem hinab in die Tiefen, verteilt dort seine Reichtümer und nimmt den Unrat auf sich. So beladen kehrt es zu den Lungen zurück, erneuert sich ... und zieht wieder seinen Kreis, ohne Ende, unaufhörlich.

Das Herz hält es in Bewegung. Es schickt das verjüngte Blut auf langen Bahnen, die man den großen Kreislauf nennt, zu den durstigen Gärten des Organismus. Gleichzeitig sendet es in einer entgegengesetzten, synchronen Bewegung das alte, verbrauchte Blut in Richtung Lunge. Dies bezeichnet man als den kleinen Kreislauf.

»Großer Kreislauf«, weil es eine lange Reise vom Herzen bis zu den Grenzen des Reiches ist: zum Scheitel, zu den Zehenspitzen, zu den Eingeweiden. »Kleiner Kreislauf« wegen der Kürze des Weges, denn er geht nur vom Herzen durch die Lungen und wieder zurück.

Wie geschieht das bei dem Kind im Mutterleib, dessen Lungen noch nicht atmen?

Auch das kindliche Blut muß sich erneuern. Darum fließt es zur Plazenta. Die Plazenta ersetzt ihm unter anderem auch die Lungen. In der Nabelschnur, die das Kind mit der Plazenta verbindet, verläuft ein Gefäßbündel mit zwei Arterien und einer Vene. In diesen fließt das Blut hin und her, vom Kind zur Plazenta und wieder zurück.

Dort erneuert es sich und zwar nicht dadurch, daß es mit Luft in Berührung kommt, sondern mit dem mütterlichen Blut, das seinerseits durch die Lunge der Mutter geflossen ist.

Die Mutter atmet für das Baby. Sie ißt, sie schläft, sie träumt für das Kind. Sie trägt es und sie schützt es.

Befindet sich das Kind nicht vor seiner Geburt in einer vollkommenen Abhängigkeit?

Was geschieht nun im Augenblick der Geburt?

Etwas ganz Ungewöhnliches, etwas Umwerfendes, eine Revolution: Das Blut, das bisher durch die Nabelschnur geflossen ist, geht plötzlich in den kleinen Lungen spazieren. Es verläßt die alte Straße, die gewohnte Strecke. Es läßt den Weg zur Mutter hinter sich.

Das Kind atmet und nimmt mit seinen eigenen Lungen Sauerstoff auf. Es sorgt zum ersten Mal für sich selbst.

Damit drückt es gleichsam aus:

»Mutter, was bindet mich noch an dich? Brauche ich denn noch immer einen Vermittler zwischen mir und der Erde?«

Das Kind kann allein atmen. Dies ist ein erster Schritt. Mit

allen anderen Bedürfnissen ist es weiterhin vollkommen von seiner Mutter abhängig.
Entscheidend ist aber die Richtung.
Indem es atmet, wählt das Kind den Weg der Unabhängigkeit, der Selbstbestimmung, der Freiheit. Und es vollzieht den Sprung von der Ewigkeit in die Zeit, von der gleichförmigen Bewegung in die Schwingung.
Wie vollzieht sich dieser Übergang? Wird das Blut abrupt und gewaltsam die alte Strecke Nabelschnur-Plazenta verlassen und sich mit einem Schlag, wie besessen, in die Lunge werfen?
Das kommt ganz darauf an. Ja, dies ist wirklich die entscheidende Frage:
Je nachdem, ob dieser Übergang sich langsam und in Ruhe vollziehen kann oder ob er grausam in Panik und Schrecken geschehen muß, wird die Geburt ein friedvolles Erwachen oder ... eine Tragödie.

11

Es heißt, die Natur macht keine Sprünge.
Die Geburt aber ist ein Sprung: ein plötzlicher Wechsel zwischen zwei Welten, zwei Daseinsebenen.
Ist das nicht ein Widerspruch? Was tut die Natur dazu, daß ein Übergang, der seinem Wesen nach so grausam ist, sich dennoch sanft vollziehen kann?
Sehr einfach.
Die Natur ist eine strenge aber liebende Mutter. Nur verstehen wir nicht ihre Absichten und wollen sie dann für unsere Grausamkeit verantwortlich machen.
Was die Geburt angeht, so ist alles dafür eingerichtet, daß sowohl der Sprung wie auch die Landung sich mit der nötigen Leichtigkeit vollziehen können.
Die Hauptgefahr für das Kind während der Geburt besteht in der Anoxie, das kann nicht genug betont werden. Anoxie bedeutet Mangel an Sauerstoff, und besonders das Nerven-

gewebe reagiert darauf äußerst empfindlich. Wenn ein Kind vorübergehend zu wenig Sauerstoff erhält, so führt das zu irreparablen Schäden im Gehirn, die es möglicherweise sein Leben lang zum Krüppel machen.
Mit anderen Worten: das Kind darf unter keinen Umständen, zu keinem Zeitpunkt der Geburt in einen Sauerstoffmangel geraten. Nicht einmal für kurze Zeit.
So sagen die Experten, und sie haben recht.
So sagt es auch die Natur.
Darum hat sie es so eingerichtet, daß das Kind in der gefährlichsten Phase unmittelbar nach der Geburt aus zwei Quellen Sauerstoff erhält: aus seinen Lungen und aus der Nabelschnur. Beide Systeme arbeiten gleichzeitig, allmählich löst eins das andere ab: das alte, die Nabelschnur, versorgt das Kind noch so lange ausreichend mit Sauerstoff, bis das neue, die Lungen, diese Funktion in ausreichendem Maße übernehmen können.
So bleibt das Kind, das eben erst den Mutterleib verlassen hat, noch einige Minuten lang durch die kräftig pulsierende Nabelschnur mit ihr verbunden. Vier, fünf Minuten, manchmal noch länger.
Der Sauerstoff, den es weiterhin über die Nabelschnur erhält, schützt es vor Anoxie, so daß es gefahrlos und ohne Schaden zu nehmen in aller Ruhe mit dem Atmen beginnen kann, langsam und ohne etwas zu überstürzen.
Das Blut hat Zeit, nach und nach die alte Bahn zu verlassen (die zur Placenta führte) und zunehmend die Lungenstrombahn zu entfalten.
Das Kind reitet vier bis fünf Minuten lang wie auf einem First zwischen zwei Welten. Da es von beiden Seiten Sauerstoff erhält, kann es allmählich von der einen zur anderen hinüberwechseln, ohne daß dies gewaltsam geschehen muß. Man hört kaum einen Schrei.
Was können wir zu diesem Wunder beitragen? Geduldig sein, Warten. Nichts überstürzen. Dem Kind Zeit lassen, sich zurechtzufinden.
Auch dies ist ein Lernprozeß. Es fällt uns schwer, fünf lange Minuten zu ertragen, in denen wir nichts tun.
Alles in uns drängt danach, zu handeln: unsere Zerstreut-

heit, unsere Routine, unsere Gewohnheit. Und eine merkwürdige Nervosität, die nichts anderes ist als die verdrängte Angst ... unserer eigenen Geburt.

12

Dem Kind erweisen wir damit einen unschätzbaren Dienst.
Wie es seine Ankunft in unserer Welt erlebt und wie ihm das Leben schmeckt wird entscheidend dadurch geprägt, ob wir die Nabelschnur sofort durchtrennen oder erst dann, wenn sie auspulsiert hat.
Durchtrennen wir die Nabelschnur sofort, so wird dem Gehirn abrupt der Sauerstoff entzogen.
Wie heftig ein Lebewesen auf einen solchen Streß reagiert, wissen wir: Panik, rasende Aufregung, markerschütternde, angstvolle Schreie.
Ein perfekter Reiz, wenn wir das Alarmsystem des Körpers prüfen wollen.
Gegen einen solchen Angriff wird sich der ganze Organismus wehren. Mit ungeheurer Wucht wirft sich die Atmung der Aggression entgegen.
Gleichzeitig entsteht ein bedingter Reflex:
Wir haben Atmung und Aggression miteinander verknüpft.
Das Kind wehrt sich gegen das Leben.
Atmung und Tod, Leben und Angst werden für immer aneinander gekoppelt.
Welch ein großartiger Empfang.

Wir legen den Grund zur Neurose. Wir stellen das Kind vor eine unmögliche Wahl:
Entweder es atmet und läßt sich vom Feuer verschlingen, und seine Schreie sagen uns, wie schmerzhaft dieser Brand ist,
oder es atmet nicht und macht die köstliche Erfahrung ... zu ertrinken.
Wir stellen den kleinen Matrosen vor die Wahl, in den Wellen oder in den Flammen zu verderben.

Wer dieses Gefühl noch einmal kosten möchte, der braucht nur einen Freund zu bitten, ihm Mund und Nase fest zuzuhalten.
Dreißig Sekunden genügen.
Mehr wird er kaum verlangen.

13

Wie anders, wieviel sanfter ist der Weg ins Leben, wenn die Nabelschnur respektiert wird.
Es gibt nicht den Augenblick, wo das Gehirn plötzlich vom Sauerstoff abgeschnitten wird. Im Gegenteil, es erhält ihn sogar aus zwei Quellen.
Wie aber kann das Alarmsystem trotzdem funktionieren, auch ohne Aggression?
Was geschieht, wenn es keinen Streß gibt, wenn keine Panik entsteht?
Wie vollzieht sich jener harmonische Übergang?
Das Blut ändert seinen Lauf ohne jede Hast.
Die Lungen werden nicht plötzlich überflutet, weder von innen noch von außen.

Wie kommt es zu dem ersten Schrei?
Wenn das Kind herauskommt, wird der Brustkorb, der bis dahin aufs Äußerste zusammengepreßt war, plötzlich durch nichts mehr eingeengt und öffnet sich. Es entsteht eine Leere, in die die Luft sogleich mit Wucht eindringt. Es ist ein passiver Vorgang. Das ist der erste Atemzug.
Das ist die Verbrennung.
Das Kind beantwortet diese Verletzung, indem es ausatmet.
Zornig jagt es die Luft wieder hinaus.
Das ist der Schrei.
Danach ist es oftmals eine Weile still. Erstarrt vor Schmerz macht das Kind eine Pause. Manchmal wiederholt sich der Schrei auch zwei, drei Mal, bevor die Pause eintritt.
Wenn wir ihm Zeit zu einer Pause lassen. Meistens verlieren

wir hier die Nerven, und dann gibt es gewöhnlich Ohrfeigen, Poklatschen und kaltes Wasser.
Doch inzwischen haben wir dazugelernt und können unsere Impulse beherrschen. Wenn wir der Natur und den kräftigen Pulsationen der Nabelschnur vertrauen, brauchen wir uns nicht einzumischen. Wir werden sehen ... daß die Atmung von allein wieder einsetzt.
Zunächst zögernd, vorsichtig, immer noch mit kleinen Pausen.
Das Kind, das von der Nabelschnur noch Sauerstoff erhält, nimmt sich Zeit und nur so viel von der feurigen Luft, wie es ertragen kann.
Es hält ein, beginnt von Neuem. Es gewöhnt sich langsam und atmet tiefer. Bald findet es Gefallen an dem, was eben noch grausam und verletzend war.
Nach kurzer Zeit wird die Atmung voll und weit, frei und freudig. Insgesamt hat das Kind zwei oder drei Mal geschrien. Danach hören wir nur noch sein intensives Atmen, etwas unruhig noch, durchsetzt von kleinen, kurzen Schreien, Überraschungsrufen, Energieausbrüchen.
Etwas Ähnliches wie das »Ha« von Holzfällern oder Kämpfern. In den Atem mischen sich Laute, die das Kind mit den Lippen, der Nase, der Kehle formt. Eine ganze Sprache.
Niemals aber werden wir jene Schreckensrufe, jene Seufzer der Verzweiflung, jene hysterischen Schreie hören.
Muß ein Kind schreien, wenn es zur Welt kommt?
Ohne jeden Zweifel.
Aber warum muß es schluchzen?

14

Das Kind fühlt sich wohl. Es genießt das Neue und vergißt ohne Schmerzen die Welt, die es verlassen hat.
Kein Blick geht zurück, kein Bedauern.
Solch eine Geburt ist das Erwachen aus einem guten, wunderbaren Schlaf und nicht aus einem Alptraum.
Warum sollte sich das Kind an die Vergangenheit klammern, wenn die Gegenwart so erfreulich ist?
Wenn die Nabelschnur aufhört zu pulsieren, schneiden wir sie durch.
Kein Schrei, keine Bewegung, nicht einmal ein Zittern kommt von dem Kind.
In Wirklichkeit haben wir nichts durchtrennt.
Ein totes Band ist abgefallen.
Das Kind wurde nicht von seiner Mutter fortgerissen. Sie haben sich voneinander gelöst.
Wie wohltuend, wie einleuchtend ist eine solche Geburt. Die Mutter hat ihr Kind noch ein Stück begleitet. Indem sie ihm über die Nabelschnur noch weiterhin Sauerstoff zukommen ließ, hat sie ihm geholfen, seine ersten Schritte in dieser furchterregenden Welt zu machen.
Ähnlich wird es später sein, wenn das Kind laufen lernt und die Mutter ihm eine Hand anbietet, an der es sich festhalten kann.
Eine geöffnete Hand, die das Kind ergreifen und wieder loslassen kann, in dem Maße wie es seiner eigenen Kraft vertraut.
Welche Mutter
würde plötzlich ihre Hand zurückziehen,
wenn das Kind gerade, unsicher und schwankend,
seine ersten Schritte wagt?

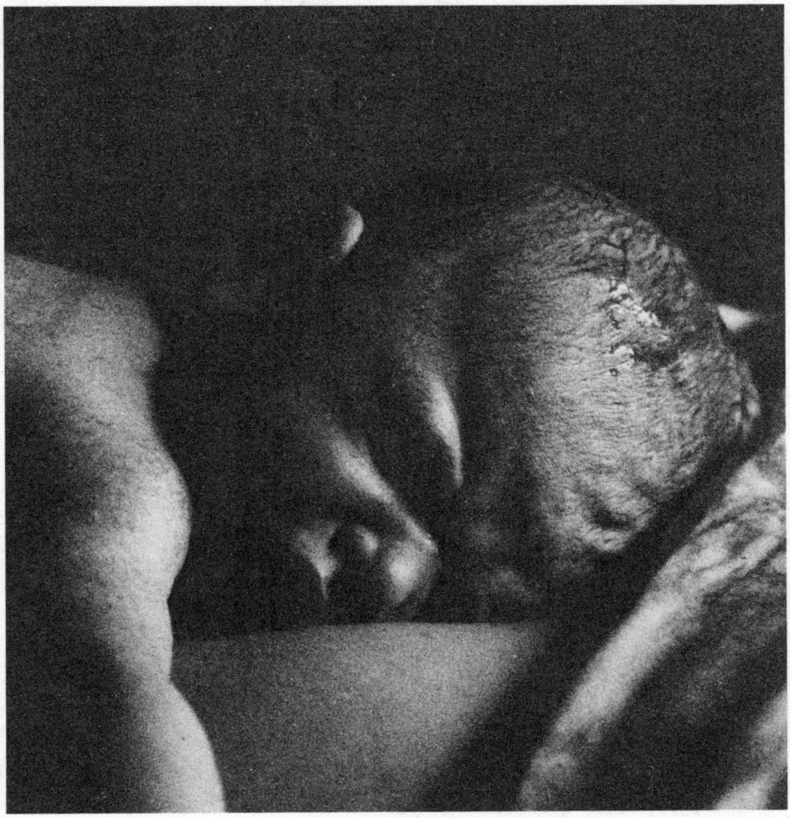

15

Vor diesem Augenblick der Geburt, diesem so empfindlichen Moment, sollten wir die allergrößte Hochachtung haben.
Hier geschieht etwas, das so wenig greifbar ist, wie das Erwachen am Morgen.
Das Kind ist auf der Schwelle zwischen zwei Welten.
Es zögert.
Um Himmels willen, drängt es nicht.
Laßt es kommen.
Laßt ihm sein eigenes Tempo, seinen Rhythmus, seine Zeit.

Schau dir einen Vogel an, der zum Flug ansetzt.
Noch ist er schwer und ungeschickt.
Die herabhängenden Flügel behindern ihn nur.
Seine Bewegungen sind linkisch ... aber dann ...
fliegt er plötzlich.
Er verläßt die Erde, die Luft trägt ihn,
verleiht ihm Anmut und Leichtigkeit.
In welchem Moment wechselte er von einem Reich ins andere?
Unsere Augen sind nicht fein genug, um das zu sehen, so wenig wie sie den Augenblick erfassen können, da wir in die Zeit eintreten oder sie verlassen.

Oder nimm die Gezeiten. Unsichtbar,
aber unaufhaltsam steigen die Wasser an
und weichen wieder zurück.
In welchem Augenblick schlagen sie um?
Unsere Ohren sind nicht fein genug,
um das Atmen des Ozeans zu hören.

Dieses Kind ist kein Fötus mehr und noch kein
Neugeborenes.
Es ist nicht mehr im Leib seiner Mutter,
aber es atmet noch durch sie.
Ein unfaßlicher, einmaliger Augenblick.

Laß deine groben Hände von diesem Kind.
Laß es nur machen: es weiß schon Bescheid.
Schau, wie die Wellen es ans Ufer tragen,
Woge für Woge kommt
uns schiebt es noch ein wenig höher an Land.
Sieh, jetzt ist es dem Wasser entstiegen.
Die Erde hat es zu sich genommen.
Es hat sich aus der Brandung befreit
und ist bestürzt darüber.
Nicht stören.
Warten.
Es ist die Morgendämmerung.
Störe nicht jenes Morgenrot,

das sich großartig und majestetisch über alles breitet.
Warte, warte.
Wie langsam, wie gewichtig vollzieht sich der Übergang.
Dieses Kind erwacht zum ersten Mal.
Es ist noch mit einem Fuß im Reich der Träume,
der andere stößt schon an die Bettkante.
Es verläßt die Ewigkeit
und springt in die Zeitlichkeit:
Das Kind hat begonnen zu atmen.

16

Alles weitere sind Einzelheiten.
Wenn das Kind atmet, ist alles geschehen. Ist alles gewonnen oder für immer verloren.
Aber auch die Einzelheiten sind nicht unwichtig, wie überall.
Wie legen wir das Kind auf den Bauch der Mutter?
Auf die Seite? Auf den Bauch? Auf den Rücken?
Niemals gerade auf den Rücken, das wäre sehr unvorsichtig. Dann müßte sich die Wirbelsäule, die sich monatelang mehr und mehr gekrümmt hat, mit einem Schlag aufrichten und strecken. Die beachtlichen Energien, die sich in ihr gesammelt haben, würden mit einem Male freigesetzt. Für das Kind ist das ein gewaltiger Schock. Eine Explosion.
Gebt ihm die Möglichkeit, seinen Rücken so zu entrollen, wie es ihm entspricht.
Denn jedes Kind bringt seinen eigenen Charakter, sein eigenes Temperament mit. Jedes macht seinen Auftritt auf seine Weise.
Manche Kinder sind kaum geboren, da richten sie sich schon stolz auf, werfen die Brust nach vorne und strecken die Arme vor sich aus.
Das sind die starken Kinder. Sie betreten ihr neues Zuhause wie Könige. Ihre Wirbelsäule richtet sich auf wie ein Bogen, der gewaltig gespannt wurde und jetzt seinen Pfeil fortschickt. Manchmal werden die Kleinen von der Heftigkeit dieser Bewegung selbst so überrascht, daß sie, verängstigt durch den eigenen Wagemut, anschließend wieder einen Schritt zurückweichen.
Andere Babys rollen sich anfangs zu einem Knäuel zusammen und öffnen sich erst allmählich.
Das sind die vorsichtigen Abenteurer.
Am besten legt man das Kind auf den Bauch und zwar so, daß Beine und Arme unter ihm angewinkelt sind.
Das ist seine alte Lage, seine vertrauteste Stellung. Von hier aus kann sich das Baby in seinem eigenen Tempo entfalten und öffnen, sich räkeln und ausstrecken.

Wir können dabei seinen Rücken sehen und die Atmung beobachten. Tatsächlich ist das Strecken der Wirbelsäule, das Ausbreiten des Rückens und die Vertiefung der Atembewegungen ein und derselbe Vorgang.
Schauen wir uns doch einmal sein Atmen an:
Der ganze Körper wird davon erfaßt. Brustkorb, Bauch, Flanken. Ja, besonders die Flanken, die beim Erwachsenen schon lange stumm geworden sind, bewegen sich.
Bald ist alles an diesem Kind Atem. In mächtigen Wellen läuft er durch den Körper, vom Scheitel bis hinunter zum Steißbein. Man meint beinahe noch die Wogen zu erkennen, die das Kind ans Ufer gebracht haben, die Brandung der Geburtswehen.
Jetzt kommt ein Arm hervor. Meistens ist es der rechte. Tastend und vorsichtig streckt er sich aus. Die Hand gleitet über den Bauch der Mutter, streichelt, zieht sich wieder zurück.
Nun geht die andere Hand auf Entdeckungsreise. Langsam, langsam, gleichsam erstaunt, daß sie auf keinen Widerstand stößt. Überrascht, daß der umgebende Raum so weitläufig ist.
Nun trauen sich auch die Beinchen. Sie haben mehr Angst. Zögernd strecken sie sich aus, eins nach dem anderen. Sie fangen an zu stoßen und zu treten, abwechselnd, dann beide auf einmal. Verstört, daß sie nichts mehr treffen, das sie bremst, an dem sie sich stoßen.
Wir müssen diesen Beinen einen Halt anbieten, um ihnen aus der Panik herauszuhelfen. Eine Hand, die leichten Widerstand leistet und sich doch wegschieben läßt.
Damit nehmen wir dem Kind das schreckliche Gefühl der Bodenlosigkeit.
Bald ist der ganze kleine Körper in Bewegung, überall gleichzeitig, harmonisch.
Das Kind streckt sich immer weiter, immer kühner, es strampelt immer kräftiger, es erprobt seine Möglichkeiten.
Jetzt können wir es auf die Seite legen. So kann es seine Glieder besser entspannen, und die Wirbelsäule wird sich die Haltung suchen, die ihr am bequemsten ist.
Langsam, langsam drehen wir es.

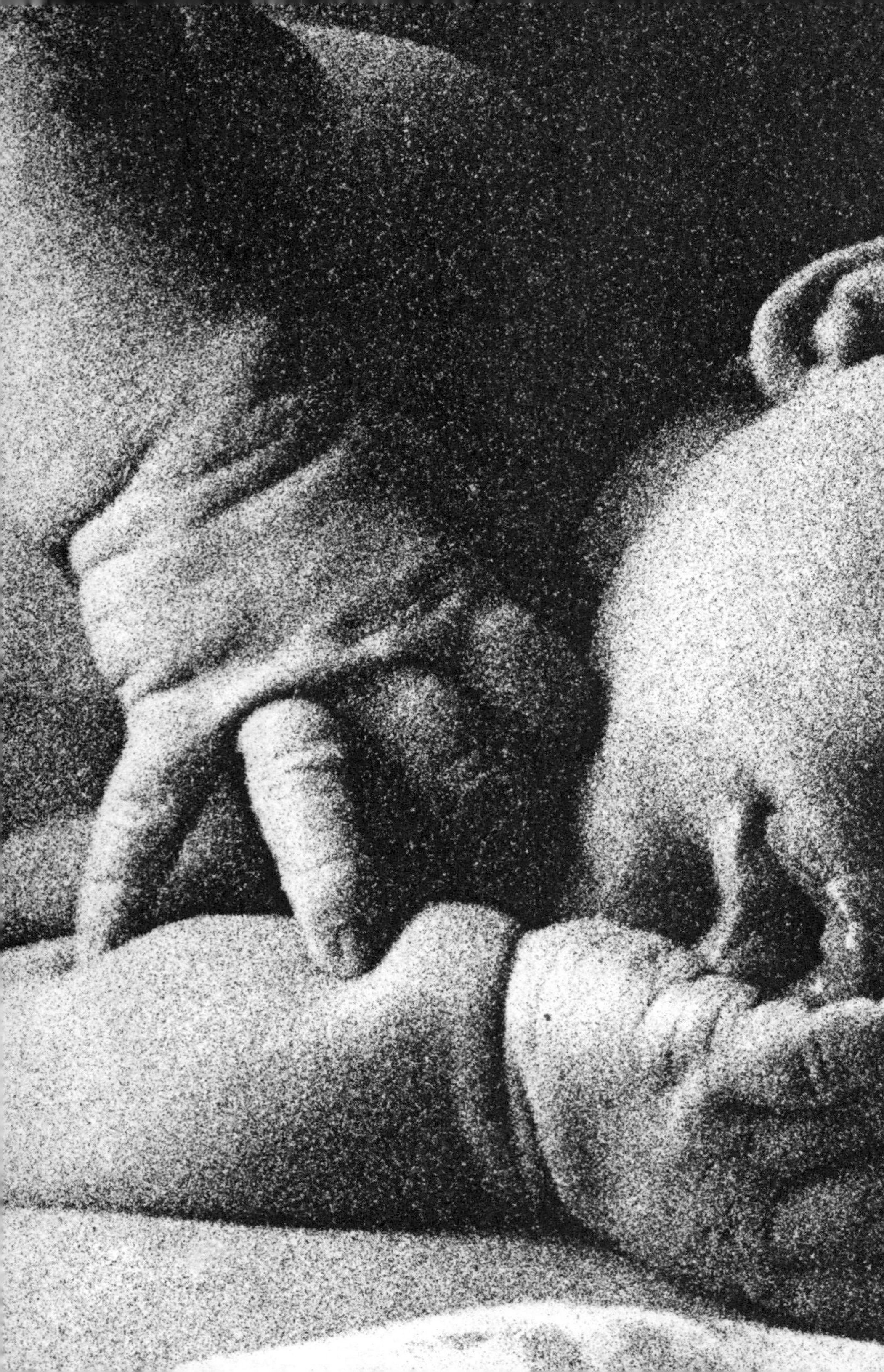

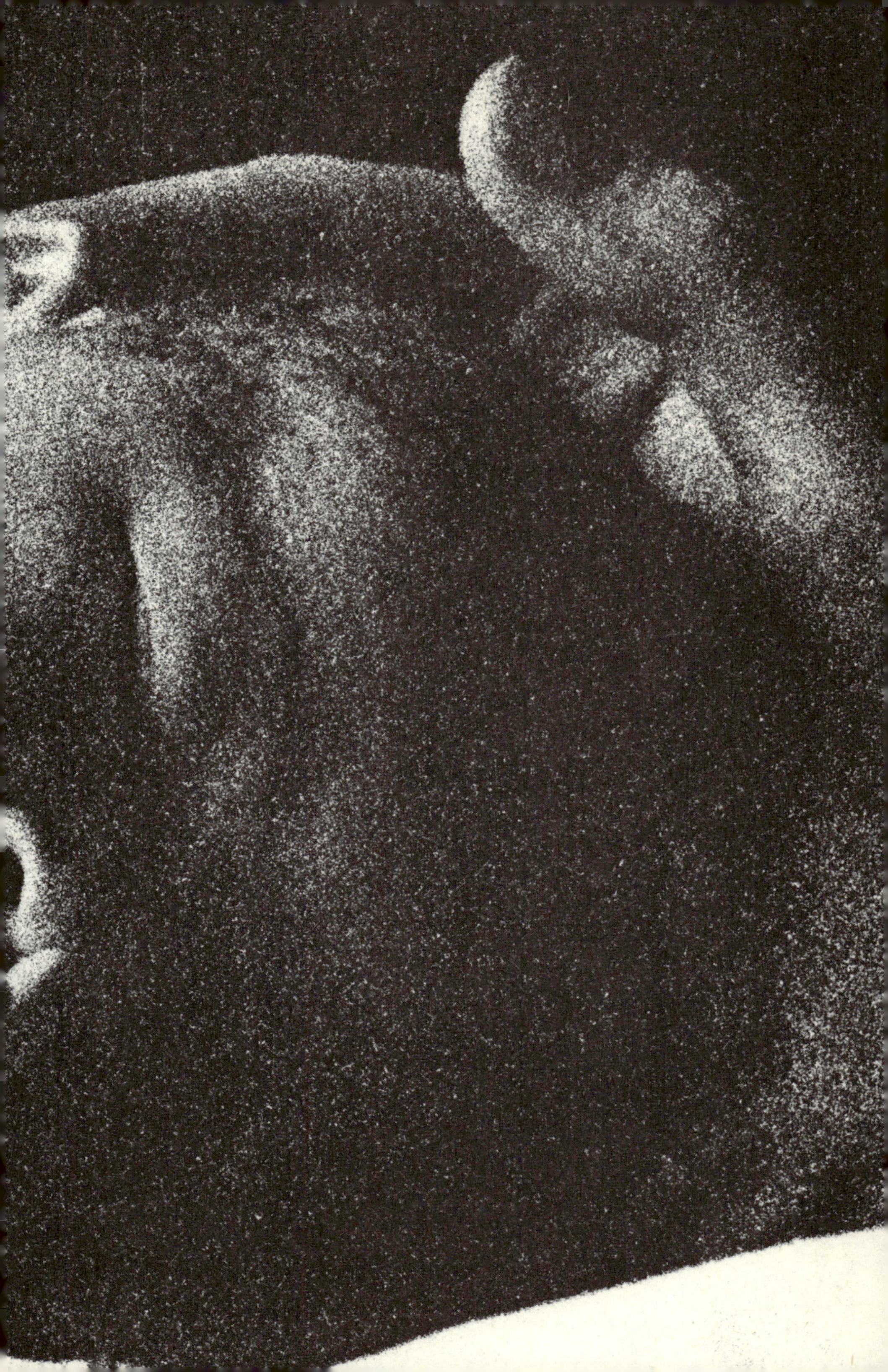

Langsam, daß wir den Träumer nicht in seinem Erwachen stören. Wir legen eine Hand unter den kleinen Po, die andere stützt den oberen Teil des Rückens. Das wird dem Kind Halt geben.
Den Kopf sollten wir am besten gar nicht berühren. Er hat das ganze Drama der Geburt auf sich genommen. Er war der Wegbereiter. Auch die leiseste Berührung kann unter Umständen unangenehme Erinnerungen wach rufen.
Das Kind liegt in unserer Mitte.
Seine Angst ist gezähmt.
Die Nabelschnur hat auspulsiert und ist durchtrennt.
Wir sind bereit für den nächsten Schritt.
Langsam tasten wir uns vor.

17

Wir haben schon einen langen Weg zurückgelegt.
Wir sind dem Wasser entstiegen
und haben auf der Erde Fuß gefaßt.
Das Reich der Fische haben wir verlassen.
Die Erde trägt uns.
Sie trägt uns, aber sie hält uns auch fest.
Wie schwer wir sind!
Wir kriechen am Boden.
Doch über uns ist Himmel
und Licht.
Licht, das uns gerufen hat.
Licht, von dem wir Leben erhalten.
Licht, das uns zu sich emporzwingt.
Vom Gestein zum Menschen
führt ein langer, langer Weg.
Jedes Kind muß ihn von Neuem gehen,
um geboren zu werden.

Was tut der Mensch im Gebet?
Er verneigt sich
mit dem Kopf
oder mit dem ganzen Körper.
Er kniet nieder,
kreuzt die Hände vor der Brust und beugt sich nach vorn.
Er senkt den Kopf und berührt damit den Boden.
Zeichen seines Gehorsams
und seiner Demut.
Während er sich langsam in sich kehrt,
atmet er aus.
Er wird leer, er gibt den Atem her,
er wird wie das Kind, das noch nicht vom Leben gekostet hat.
Er küßt die Erde, die ihn trägt,
die ihn nährt
und die ihn wieder in ihren Schoß nehmen wird,
wenn seine Tage zu Ende sind.

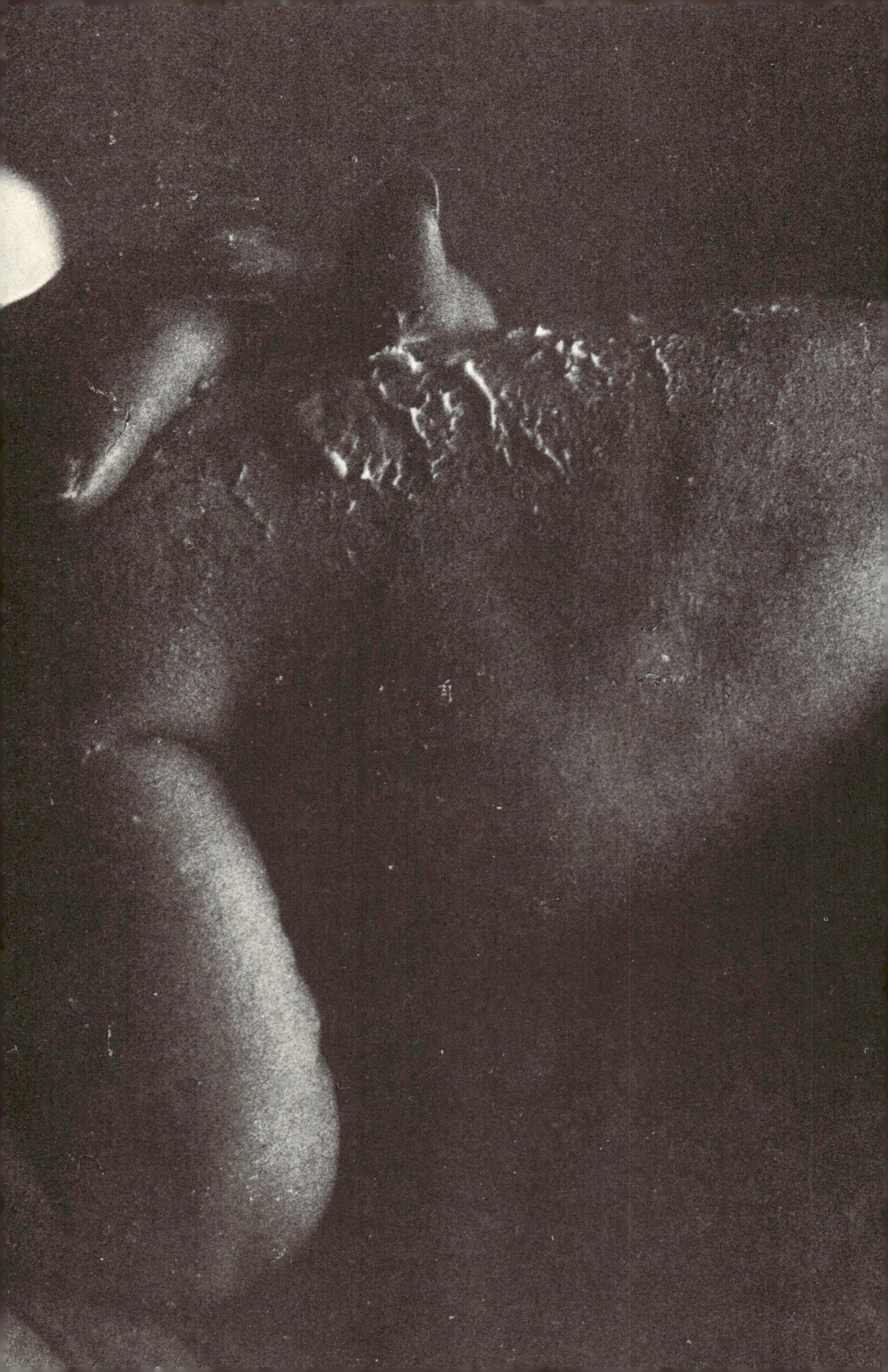

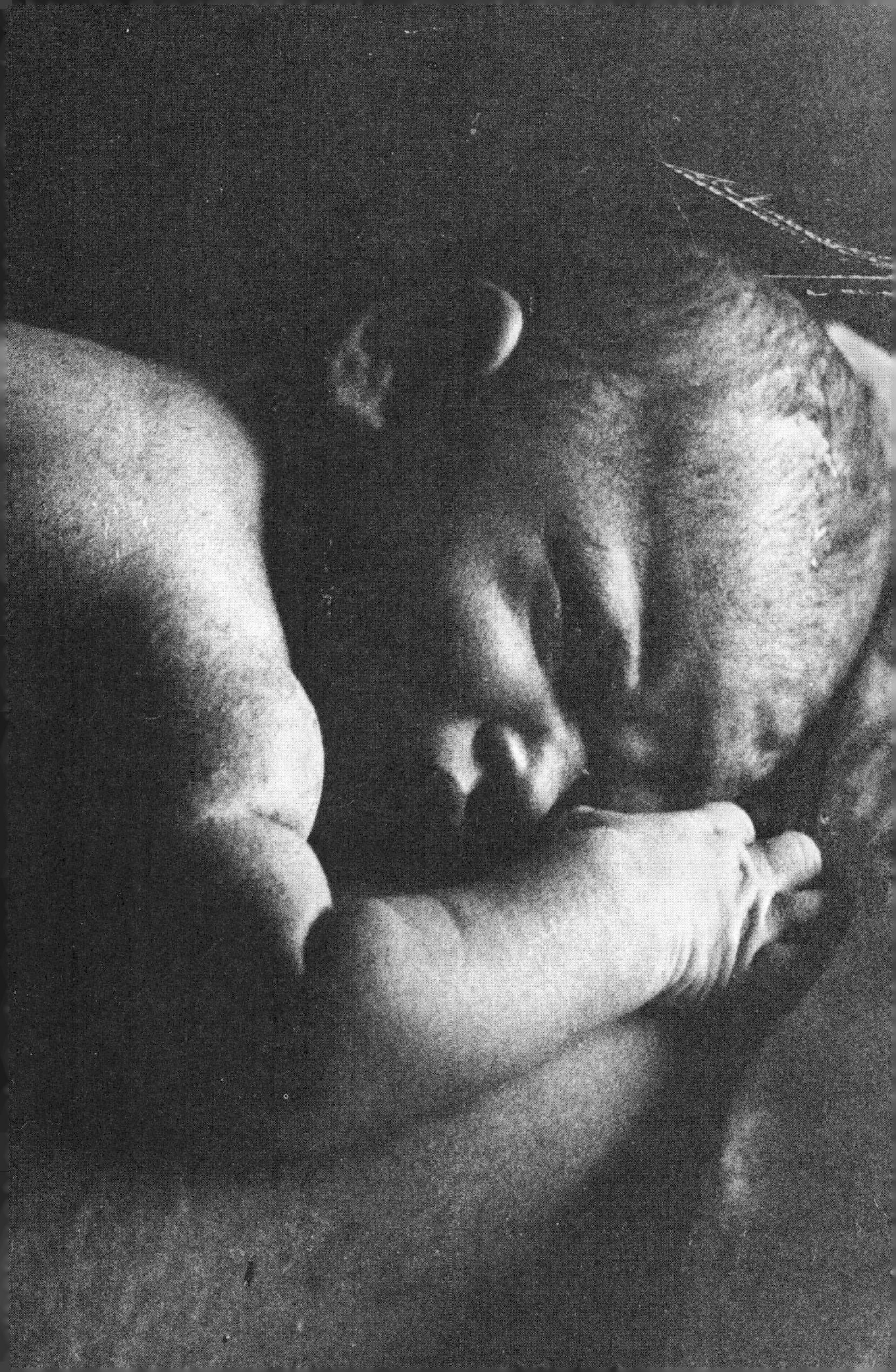

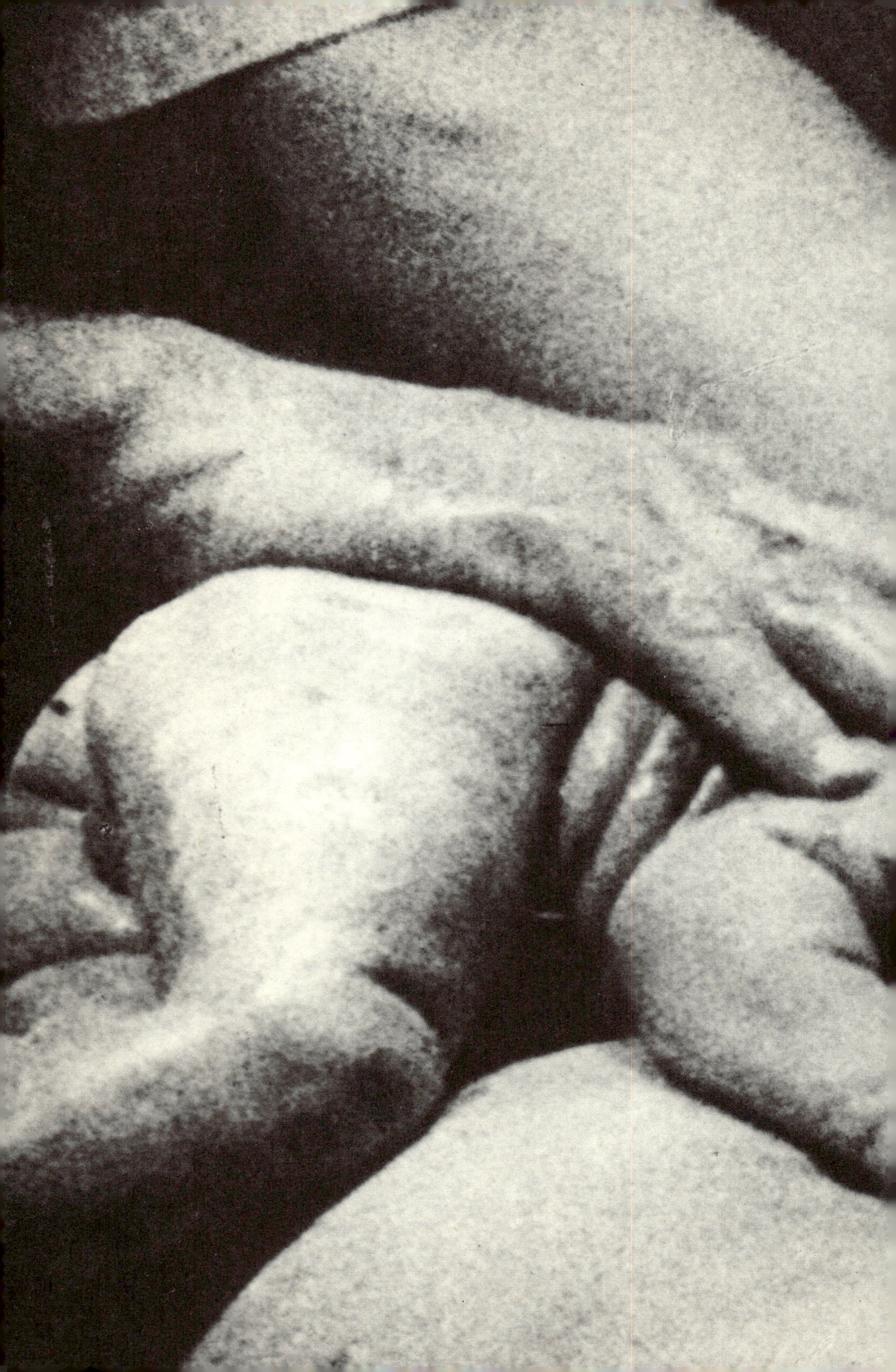

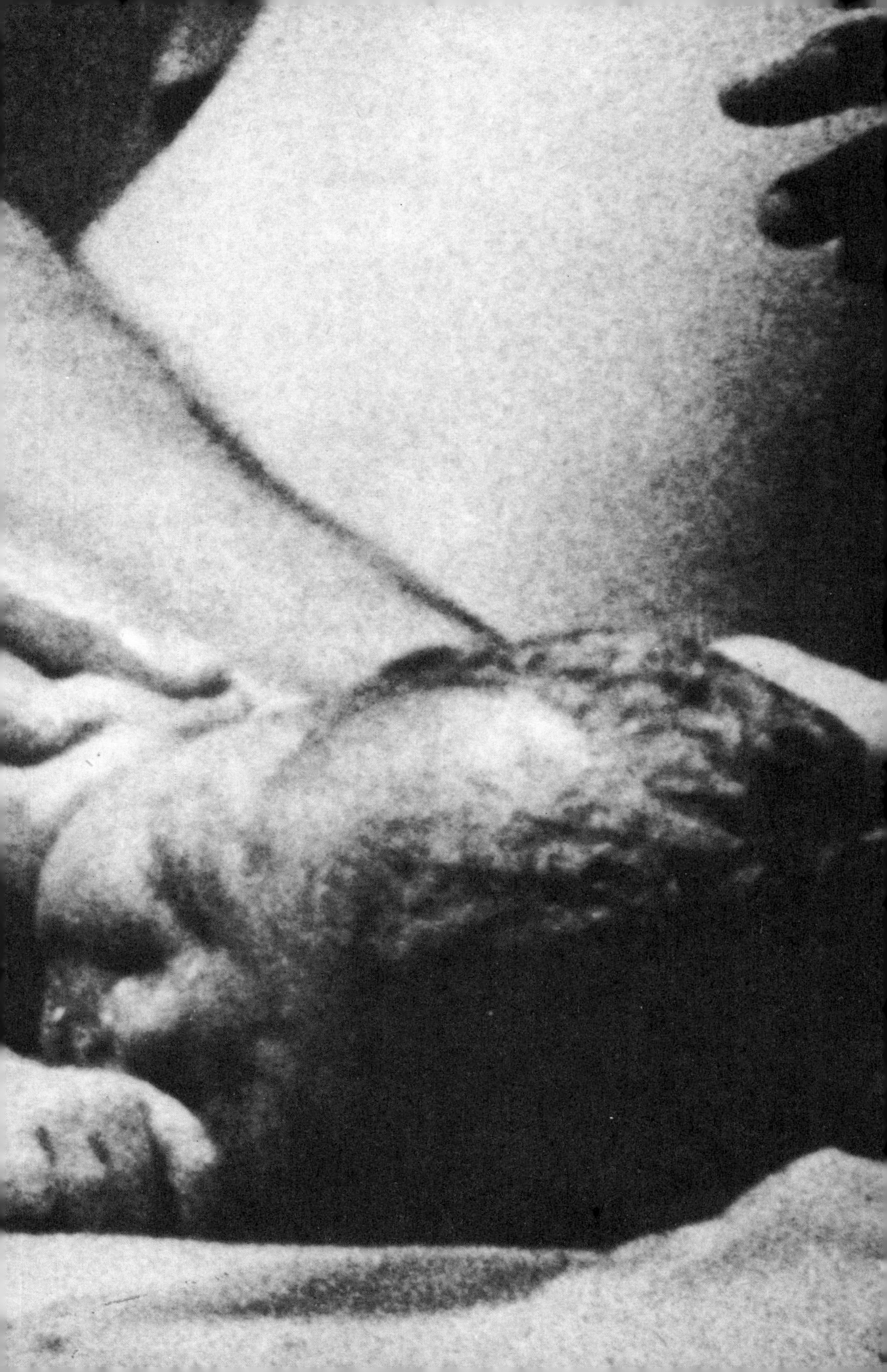

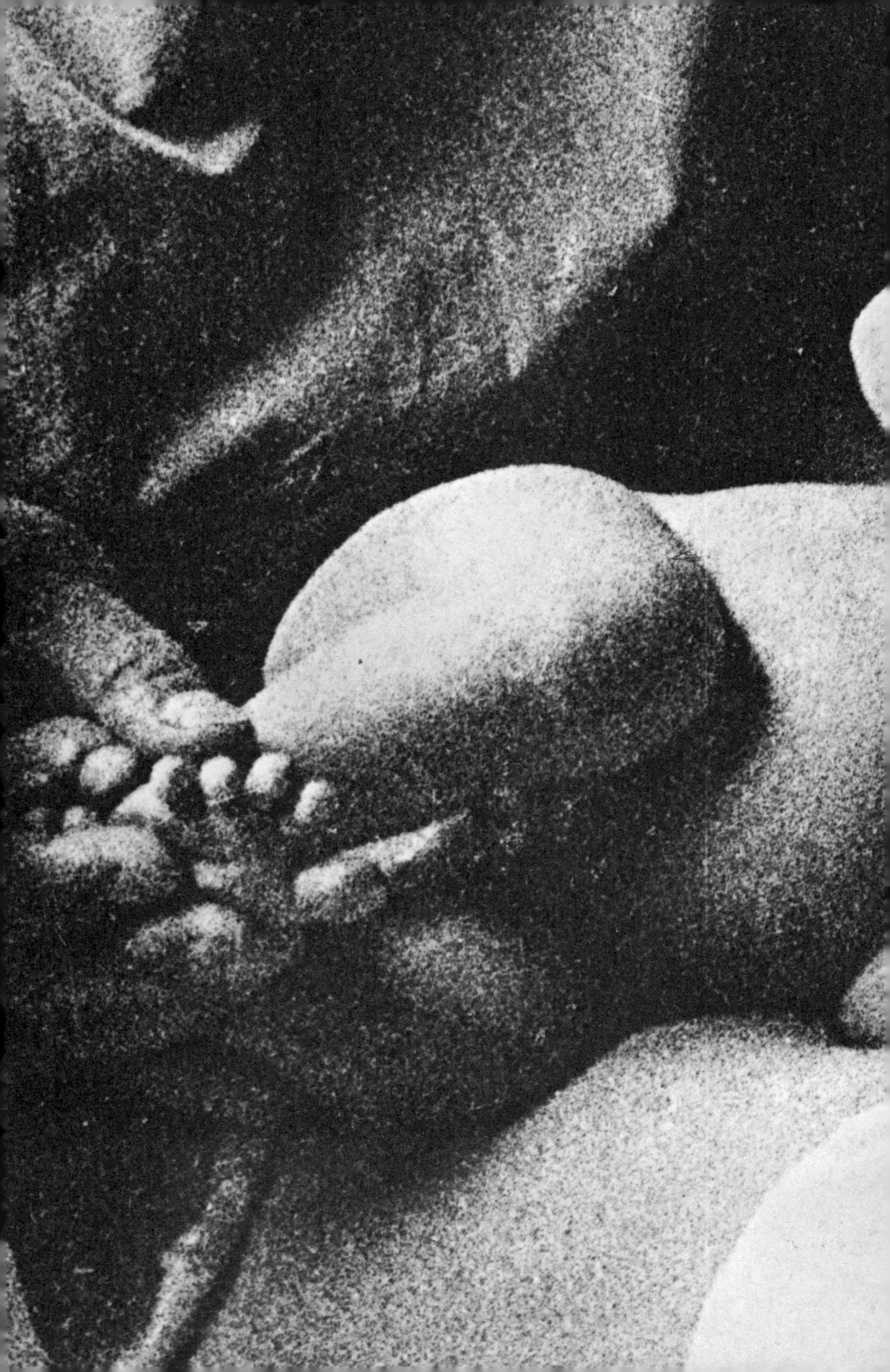

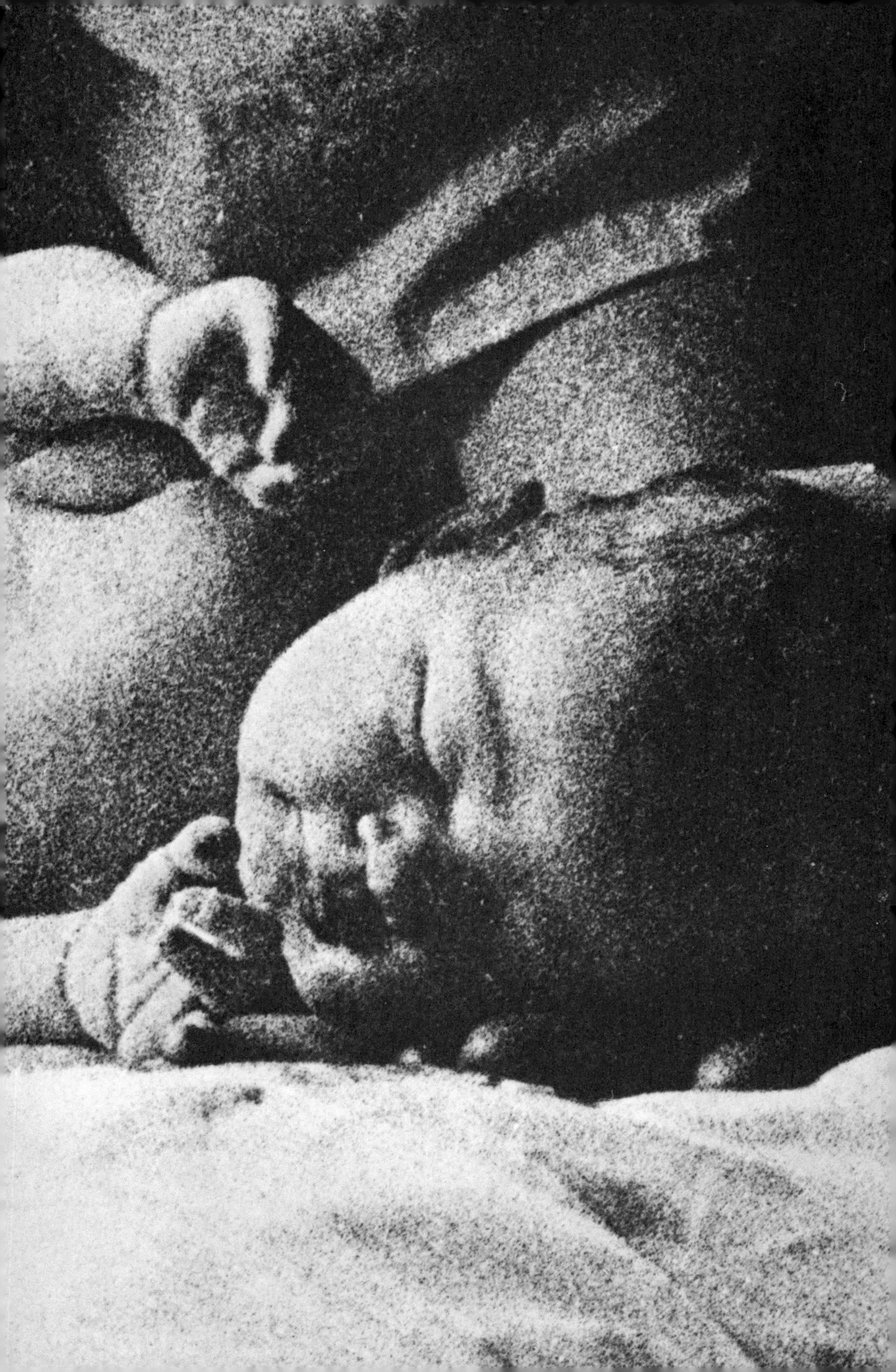

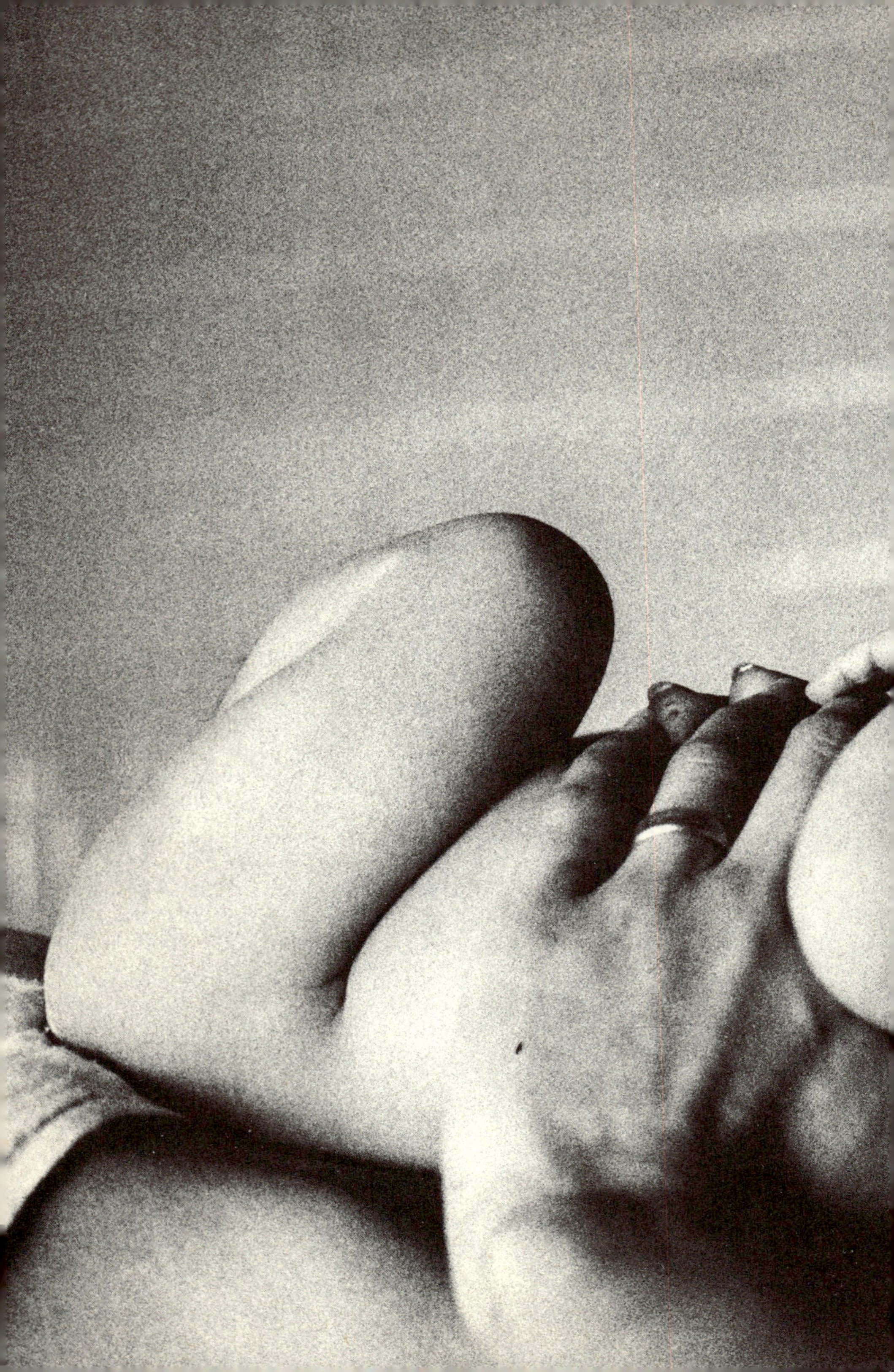

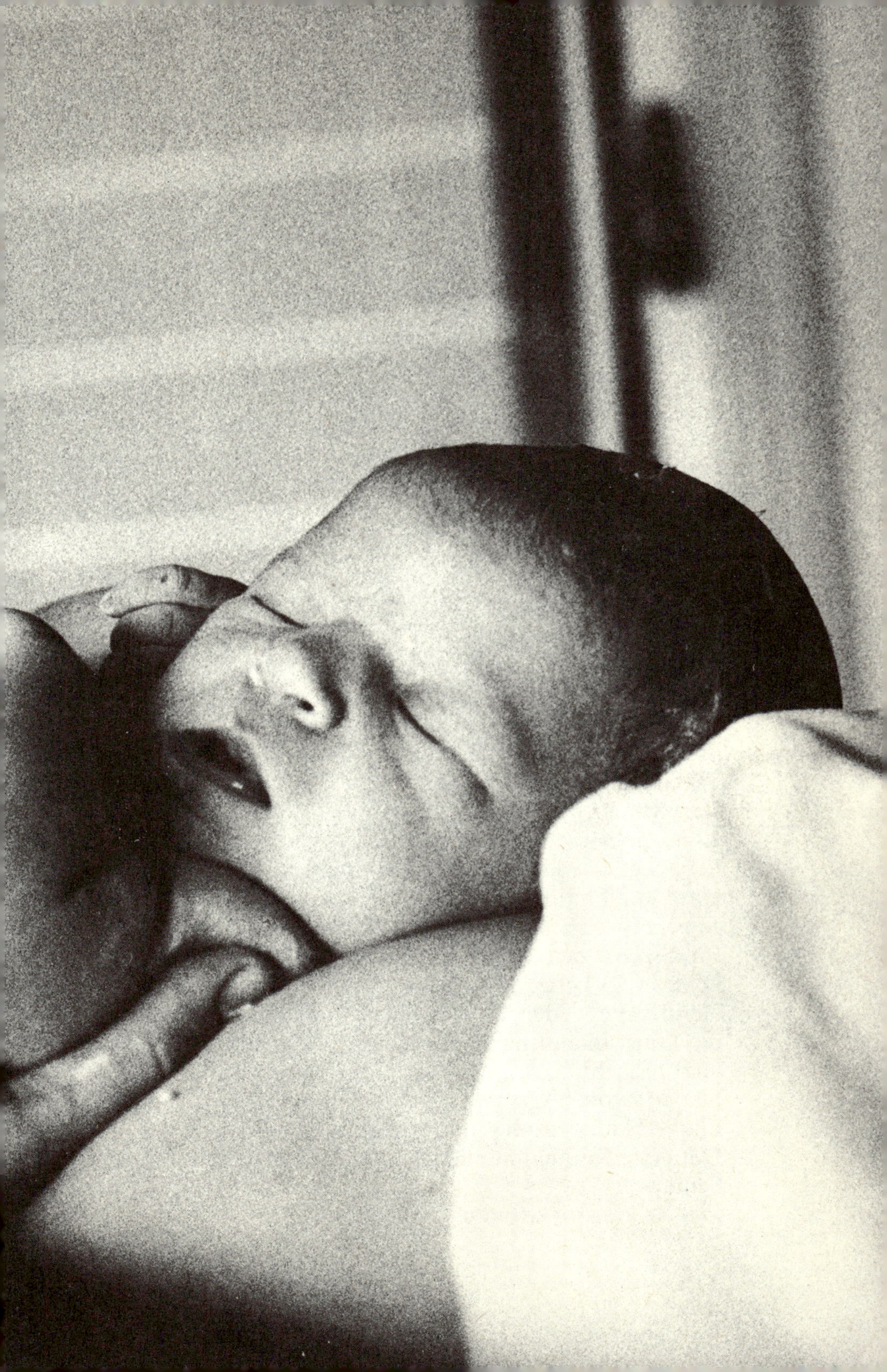

Dann richtet er sich wieder auf.
Und wie am ersten Morgen
öffnet und entfaltet sich sein Rücken.
Luft strömt in ihn.
Das Einatmen trägt ihn empor.
Licht umfängt ihn,
Freude erfüllt ihn und läßt ihn erschauern.
Das ist das Gebet:
eine Wiedergeburt.
Beten wir im Laufen?
Müssen wir nicht auch dem Kind,
das soeben angekommen ist,
einige Augenblicke Zeit lassen?

18

Ein paar Worte zu den Händen, die das Kind halten.
Für das Neugeborene sind es die ersten Hände, denen es begegnet.
Sie sind sein erstes Abenteuer.
Sie sprechen die Ursprache, die Sprache der Haut, der Berührung.
Es ist die Sprache des mütterlichen Schoßes, des Uterus, der liebevoll den kleinen Rücken umarmte und sich Haut an Haut mit ihm unterhielt.
Jetzt ist das Kind draußen, nackt, verloren, bestürzt.
Im allgemeinen wird es von den Händen berührt, die es keineswegs liebevoll streicheln.
Hände, die weder die sanfte Kraft noch die Wärme, weder die Langsamkeit noch den Rhythmus haben, die das Kind jetzt braucht.
Hände von Ärzten, Hebammen, Krankenschwestern. Flinke Hände, rauh – und gar so unaufmerksam.
Der erste Kontakt mit der Welt wird nicht selten zum ersten Schrecken.
Das Kind lehnt sich auf.

Wir wollen versuchen, das viele Neue, dem das Kind begegnet, immer wieder mit Vertrautem zu vermischen. So können wir dem kleinen Reisenden helfen, diese Welt in ihrer Fremdheit und Kälte anzunehmen.
Darum müssen unsere Hände sanft,
aber kraftvoll sein,
unsere Bewegungen langsam und kontinuierlich.
Hände, die nicht streicheln, sondern massieren.
Tiere lecken ihre Jungen unmittelbar nach der Geburt am ganzen Körper ab, und wir wissen, daß das für das Überleben der Kleinen entscheidend ist.
Wir streichen mit unseren Händen den Rücken hinunter.
Damit beginnen wir, während das Kind sich auf dem Bauch der Mutter ausruht und die Nabelschnur noch pulsiert.
In dieser festen und sicheren Berührung wird das Kind den Rhythmus und die Kraft der uterinen Kontraktionen wiederfinden, die ihm in den letzten Monaten »unter die Haut gegangen« sind.
Wer spricht aus diesen Händen?
Die Mutter.
Nicht die zornige Mutter der Geburtswehen, jenes entfesselte, außer sich geratene Ungeheuer, das das Kind fast verschlungen hätte und dann vertrieb.
Nein.
Die Mutter der ersten Zeit,
der goldenen Zeit.
Die Mutter, die das Kind liebevoll umarmte und wiegte,
die nur Liebe war.
Ihre Hände streichen über den Rücken.
Die eine hat kaum geendet, da beginnt schon die andere,
wie Wellen, ruhig, unerschöpflich,
ohne abzusetzen, ohne Zögern.
In jenem Rhythmus, den die Liebenden instinktiv kennen.
Die Liebenden?
Aber ... das wäre ja ... ein Liebesakt ... mit einem Kind!
Ja.
Lieben, ist das nicht der Versuch, die Zäsur zu löschen,
die Wunde zu heilen,
die Trennung aufzuheben?

Lieben, ist das nicht die Rückkehr zum Paradies,
die Pilgerschaft zu den Ursprüngen,
zu den Quellen?
Lieben
ist wiedereintauchen in den großen Ozean,
in dem alle Flüsse und Bäche entspringen
und münden.
Es gibt keine Unterschiede mehr
und keine Zeit.
Es gibt kein Ende und keinen Anfang.
Einen Augenblick lang werfen wir uns in die Brandung
in der Sehnsucht,
Eins zu werden mit dem Anderen.

19

Soweit die Bewegung, der Rhythmus.
Wir können unsere Hände auch einfach still halten.
Das Kind wird alles verstehen, was aus ihnen spricht: Nervosität oder Ruhe, Ungeschicklichkeit oder Sicherheit, Gewalt oder Zärtlichkeit.
Es weiß, ob diese Hände lieben oder ob sie zerstreut sind.
Oder, schlimmer: ob sie nichts mit ihm zu tun haben wollen.
Liebenden, wachen Händen gibt sich das Kind hin. Es öffnet sich.
In rauhen, feindlichen Händen macht es sich steif, verschließt sich, mauert sich ein.

Bevor wir unsere Hände bewegen und den Wellen in dem kleinen Körper folgen lassen, sollten wir sie eine Weile ganz still auf das Kind legen.
Keine trägen, zerstreuten, müden Hände, die anderswo sind.
Aufmerksame, lebendige, neugierige Hände, die den kleinsten Schauer beantworten.

Leichte Hände, die nicht fordern. Die nicht fragen. Sie sind einfach nur da.
Leichte Hände, Zärtlichkeit und Stille geben ihnen ihr Gewicht.

20

Wessen Hände sollen das Kind halten?
Die der Mutter natürlich. Hoffen wir, daß diese Hände wissen, was das Kind braucht.
Wie viele Mütter tätscheln ihr Kind, rütteln es, stupsen es an in dem Glauben, sie wiegten, sie liebkosten.
Wie viele Frauen drücken ihr Kind an sich und ersticken es fast, überwältigt von ihren eigenen Gefühlen.
Wie viele Frauen haben leblose, steife, verständnislose Hände?
Eine Frau, die sich auf eine schmerzlose Entbindung vorbereitet und sie erfolgreich überstanden hat, kennt glücklicherweise die Reaktionen ihres Körpers besser.
Es wird ihr nicht schwerfallen, ihr Kind richtig zu halten und anzufassen.
Sie hat die schwierige Aufgabe gemeistert, in Freude zu gebären. Dazu mußte sie ihren Körper wiederentdecken und lernen, ihre stürmischen Emotionen zu zähmen.
Eine solche Frau wird inmitten der Freude, die sie erfüllt, doch verstehen, daß sie ihr Kind damit nicht überrennen darf.
Wenn wir das Kleine auf ihren Bauch legen und ihre Hände es in Empfang nehmen, wird sie wissen:
»Für mich ist die Probe überstanden.
Für mein Kind beginnt sie eben erst.«
Dies Kind erwacht aus seinem ersten Schlaf. Es wagt sich in ein verrücktes Abenteuer. Es hat Angst.
Wie gut kenne ich diese Angst.
Ich habe selbst erfahren, wieviel sinnlose Schmerzen sie bereitet.

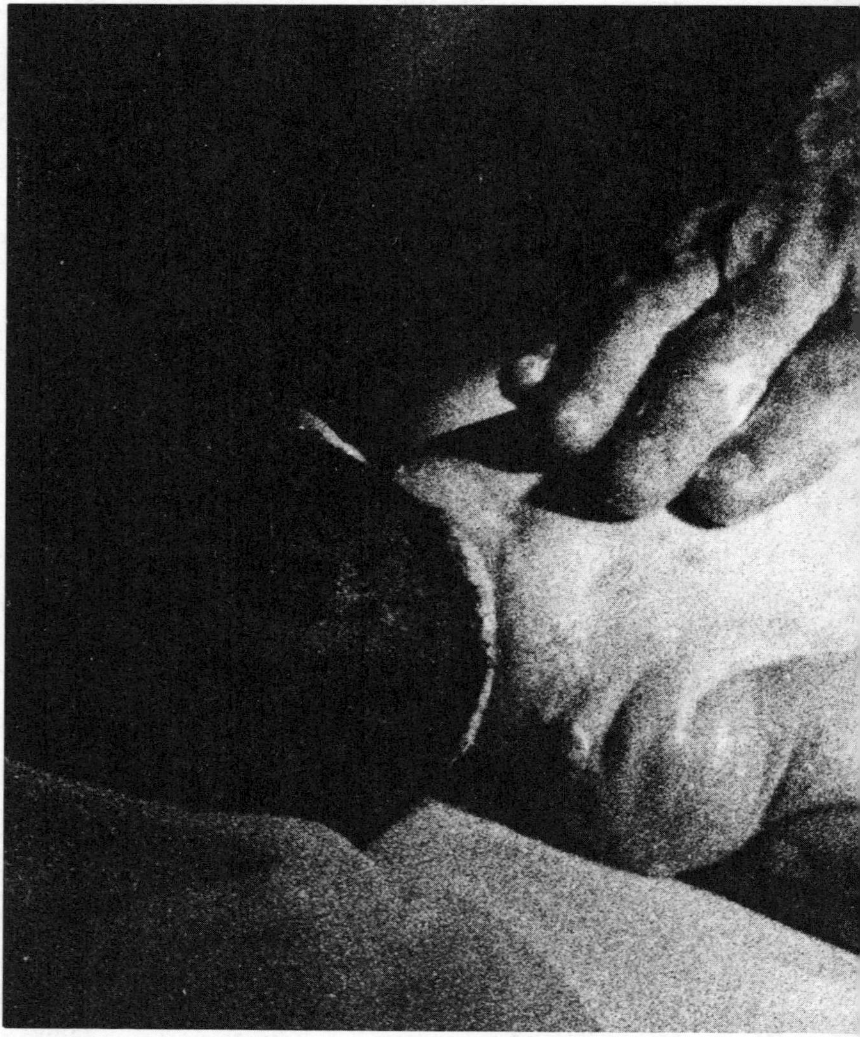

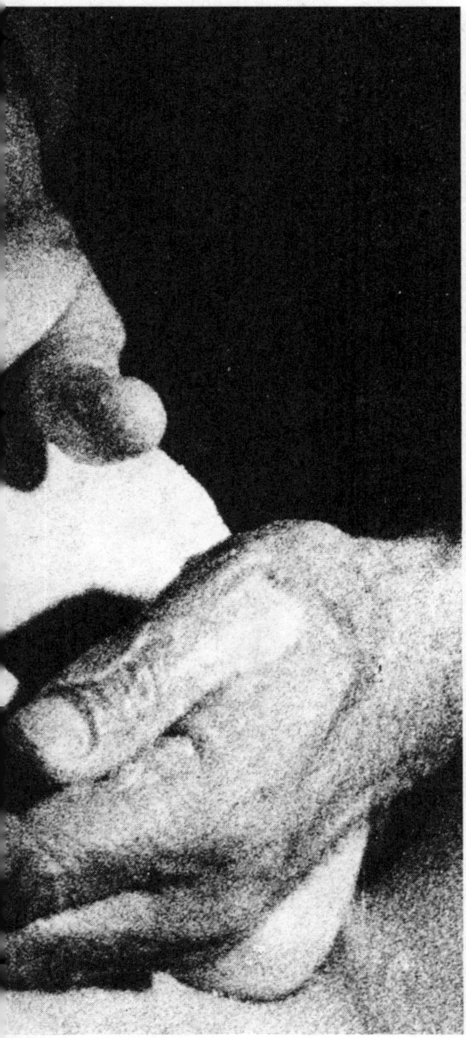

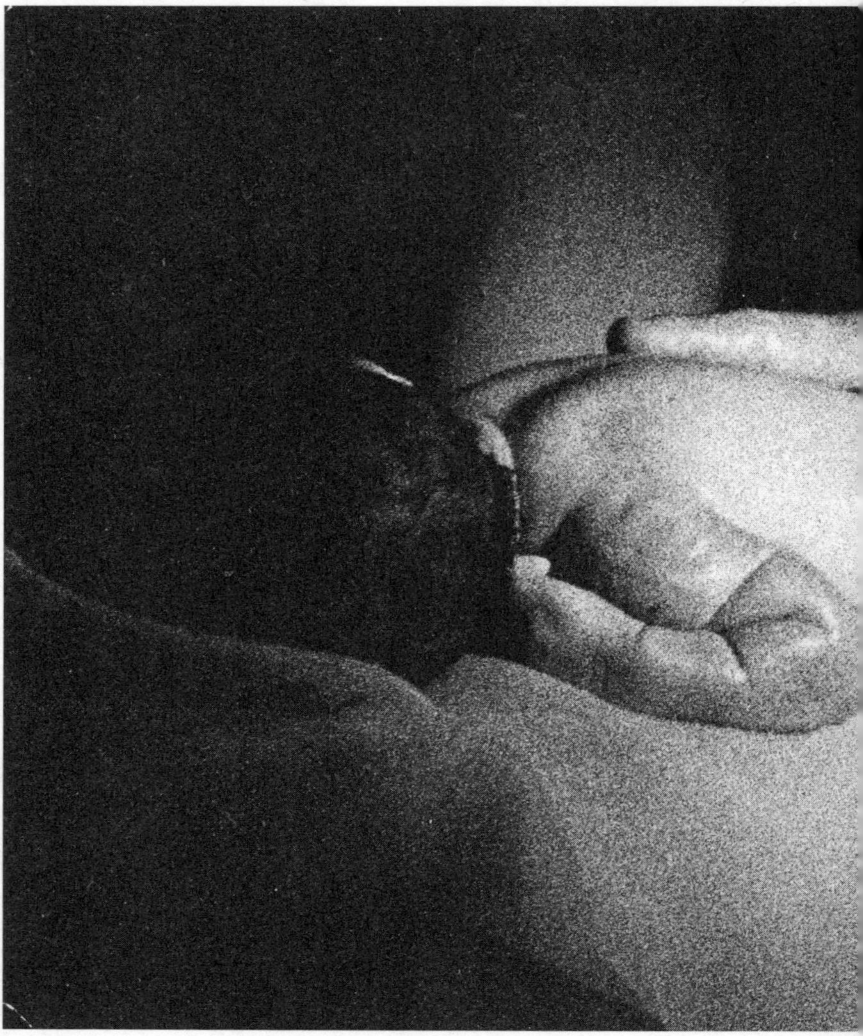

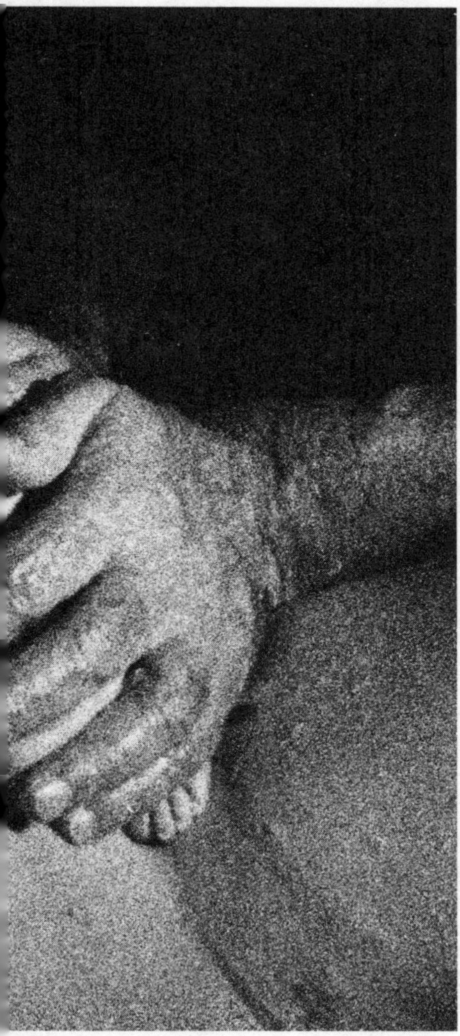

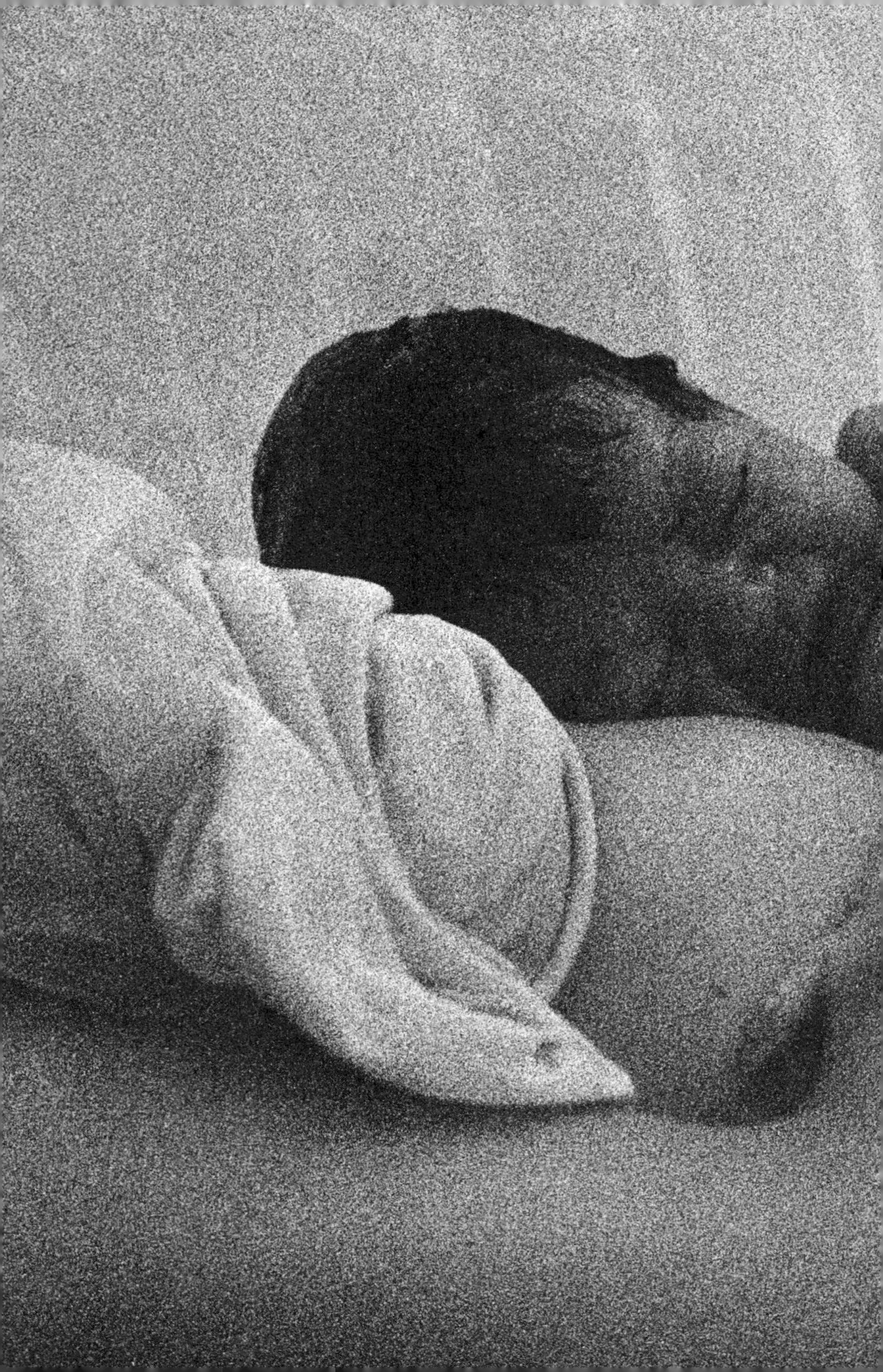

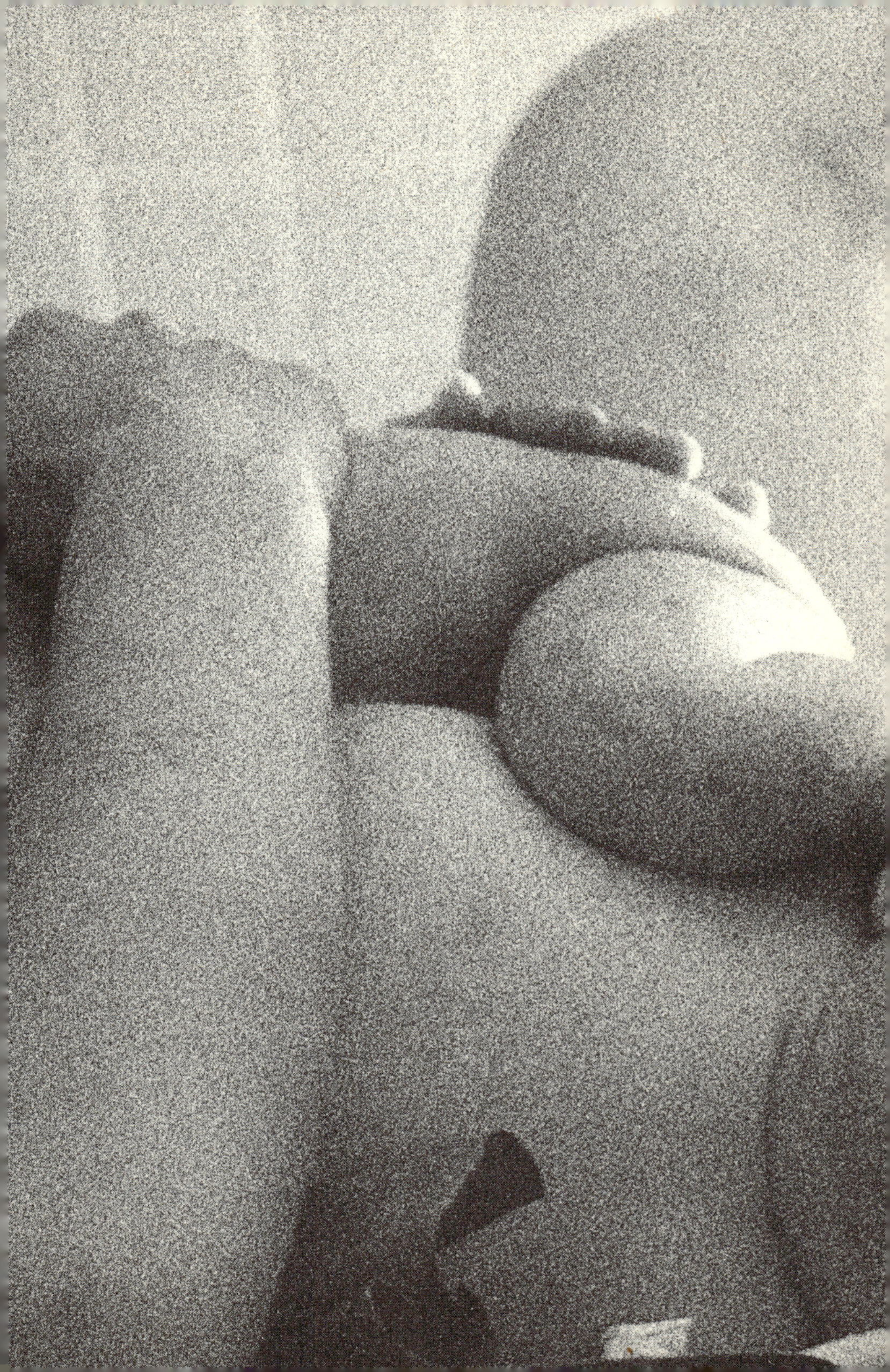

Wie gern möchte ich dich vor dieser Angst bewahren.
Laß uns zur Ruhe kommen, mein Kind. Deine Angst soll nicht noch größer werden.
Stille, Ruhe, Reglosigkeit. Ich weiß, das tut gut.
Wir sind da, wir sind ganz still. Wir fragen nicht, wir drängen dich nicht.
Wir wollen dich nicht erschrecken.
In ihrer echten, uneigennützigen Liebe zu ihm wird die Mutter ihre Hände schlicht und still auf das Kind legen. Weiter nichts.
Ruhige, leichte Hände. Nicht solche, die vor Unruhe, Nervosität und Emotionen zittern. Hände des Friedens.
Durch sie strömt Liebe, die das schlechte Gewissen des Babys beruhigen wird.

21

Das schlechte Gewissen?
Schon wieder etwas vollkommen Neues. Ein Neugeborenes mag vielleicht Angst und Kummer empfinden – aber Gewissensbisse?
Oh, ja.
Wir gehen im allgemeinen von der Vorstellung aus, daß das Kind die Geburt passiv und demütig über sich ergehen läßt und keine aktive Rolle in diesem Drama spielt.
Die Mutter oder vielmehr der Uterus leisten allein die Geburtsarbeit.
Dem ist nicht so.
Wir wissen durch Hippokrates, daß bei den alten Griechen die Vorstellung bestand, daß das Kind seine Geburt herbeiführt. Sie glaubten, daß das Kleine gegen Ende der Schwangerschaft spürt, wie seine Nahrung zu Ende geht. Um sich zu retten, muß es die Höhle verlassen, die es bisher geschützt hat. Darum stößt es kräftig mit den Füßen und versucht, sich so einen Weg in die Freiheit zu bahnen.

Die Alten waren der Wahrheit näher, als wir lange glaubten.
Inzwischen wissen wir, daß das Hormon, das die Geburtswehen auslöst, im Körper des Kindes gebildet wird.
Bildlich gesprochen bedeutet das nichts anderes, als daß das Kind sich entscheidet, geboren zu werden.
Auf jeden Fall hat das Baby den Eindruck, daß es leidenschaftlich darum kämpft, zur Welt zu kommen.
Sein Drama besteht darin, daß es seinen Sieg nicht mehr ertragen kann, wenn es endlich draußen ist.
Die Mutter ist verschwunden. Das Kind hat sie getötet.
Namenlose Angst. Grenzenlose Schuldgefühle.
Die Hände der Mutter aber beruhigen das Kind.
Ihre Zärtlichkeit sagt ihm auf ihre Weise:
»Ich bin ja da. Hab keine Angst. Wir sind in Sicherheit. Wir sind am Leben. Alle beide. Du und ich.«

22

Viele Mütter wissen nicht, wie sie ihr Kind anfassen sollen.
Sie trauen sich nicht.
Irgend etwas hält sie zurück.
Sie sind wie gelähmt.
Sie wagen kaum, ihr Kind mit den Fingerspitzen zu berühren.
Eine tiefe Scheu. Eine tiefe Scham.
Denn dieses kleine Wesen entsteigt soeben dem, was wir beschönigend die »natürlichen Wege« nennen.
So natürlich, daß wir selbstverständlich nie darüber reden oder sie gar zeigen würden.
Kurz, sie existieren nicht.
Das Kind aber kommt von da unten.
Aus dem Schatten. Aus der Scham.
Aus jener Körperregion, wo merkwürdigerweise das Höchste und das Niedrigste dicht beieinander wohnen: Geschlecht und Ausscheidung.

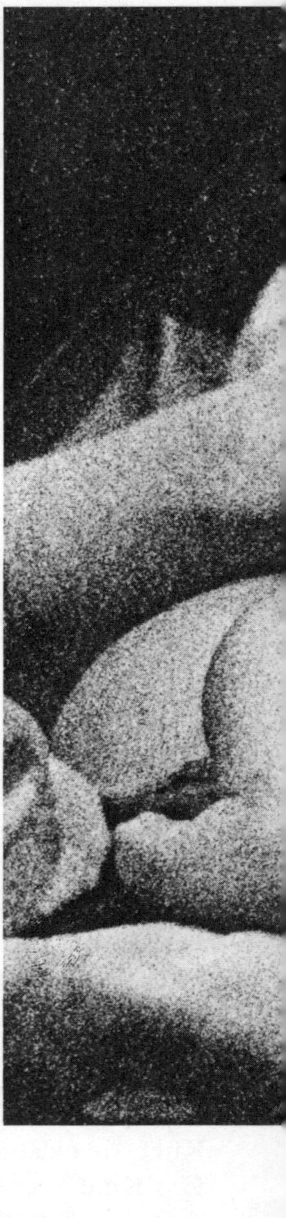

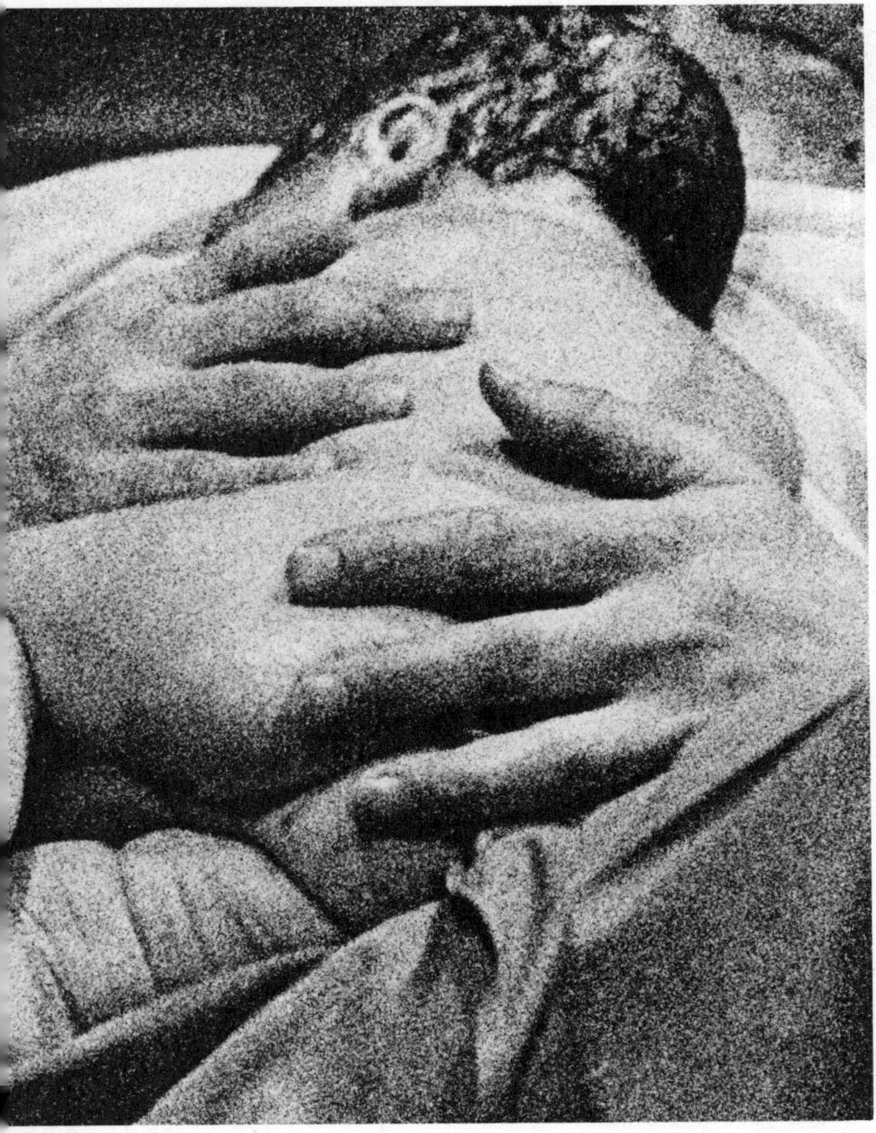

Ein Kind berührt natürlich und unschuldig sein Geschlecht und schon sagt man ihm: »Faß das nicht an. Das ist nicht schön. Das ist schmutzig.
Schmutzig ist natürlich auch das Häufchen, das es macht.
Und schon sind die Dinge getrennt in gut und schlecht, erlaubt und verboten.
Dieses Baby aber ist da unten herausgekommen.
Es ist ganz klebrig, ganz warm.
Die Mutter hat gedrückt und gedrückt,
wie sie es sonst nur auf dem verschwiegensten »Örtchen« tut,
und was dabei aus ihr herausgekommen ist ...
das soll sie jetzt anfassen?
Unmöglich.
Die alten Verbote leben auf und lähmen sie.
Das stürzt sie in größte Verwirrung, denn sie weiß nicht, ob sie für dieses Etwas, das da auf ihrem Bauch liegt, leidenschaftliches Interesse oder abgrundtiefen Ekel empfinden soll.
Wir brauchen nichts weiter zu tun, als ihre Hände zu nehmen und auf das Kind zu legen.
Wir spüren ihr Zögern, ihren Widerstand,
ihre fast unüberwindliche Scheu.
Ist jedoch der Schritt einmal gewagt, der Kontakt hergestellt, ah, welche Freude.
Die Schranke zwischen Mutter und Kind ist gefallen.
Die Schranke, die das Gute vom Schlechten trennt.
Die Frau berührt das Kind und findet sich selbst.
Neu, rein und unbefleckt,
befreit von den Sünden und den Schatten.

23

Zurück zum Kind. Es atmet.
Die Nabelschnur ist durchtrennt.
All das liegt schon lange zurück.

Es scheint, als seien Jahrhunderte vergangen, und doch sind es auf einer Uhr nur drei, vielleicht sechs Minuten. Die Aufmerksamkeit, mit der wir das Kind begleitet haben, war so total, so intensiv, daß wir die Zeit vergessen haben.
Wo sind wir angelangt?
Hier ist Stille, Ruhe. Welch ein Gegensatz zu dem üblichen Gebrüll der Geburt.
Ähnlich wie die Gelassenheit und Heiterkeit der Mutter bei ihrer natürlichen Geburt uns überwältigt, ja verwirrt,
so stehen wir staunend vor dem Frieden und dem Wohlgefühl, das ihr Baby um sich verbreitet.
Es geschieht so unverhofft.

Das Kind wird jetzt seine Mutter verlassen.
Die beiden haben einander berührt, sich entdeckt, sich gefunden.
Nun werden sie sich trennen.
Das Kind macht einen neuen Schritt auf seinem Weg zur Freiheit.
Auch diese Trennung muß sich mit größter Behutsamkeit vollziehen.
Wohin mit dem Kind?
Wie können wir erreichen, daß die Veränderung es nicht erschreckt, sondern ihm sogar Vergnügen bereitet?
Auf die Waage? Die eiskalte, harte Schale?
Nein, auf keinen Fall.
In Handtücher und Windeln?
Auch nicht. So weich sie auch sein mögen, dem Kind, das bisher nur von samtigen Schleimhäuten eingehüllt wurde, werden sie immer rauh erscheinen.
Was dann?
Das Kind kommt aus der Wärme und Weichheit des Mutterleibes. Wo kann es seine vertraute Umgebung am ehesten wiederfinden?
Wir tun es ins Wasser. Oder besser gesagt: wir tun es wieder hinein.
Kommt es nicht aus dem Wasser, dem Fruchtwasser, das es getragen, gestreichelt und gewiegt hat?
Leicht wie ein Vogel war es darin.

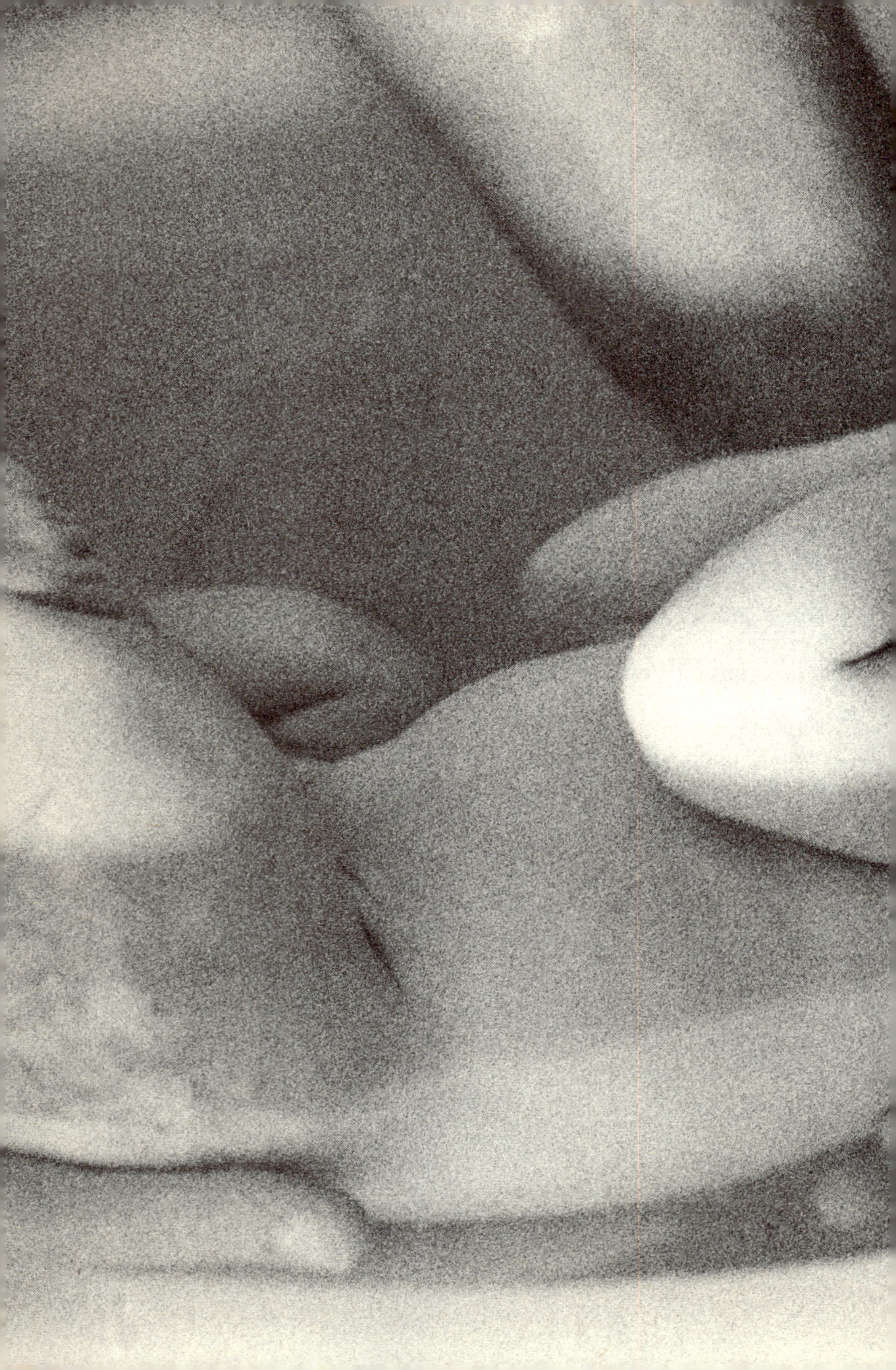

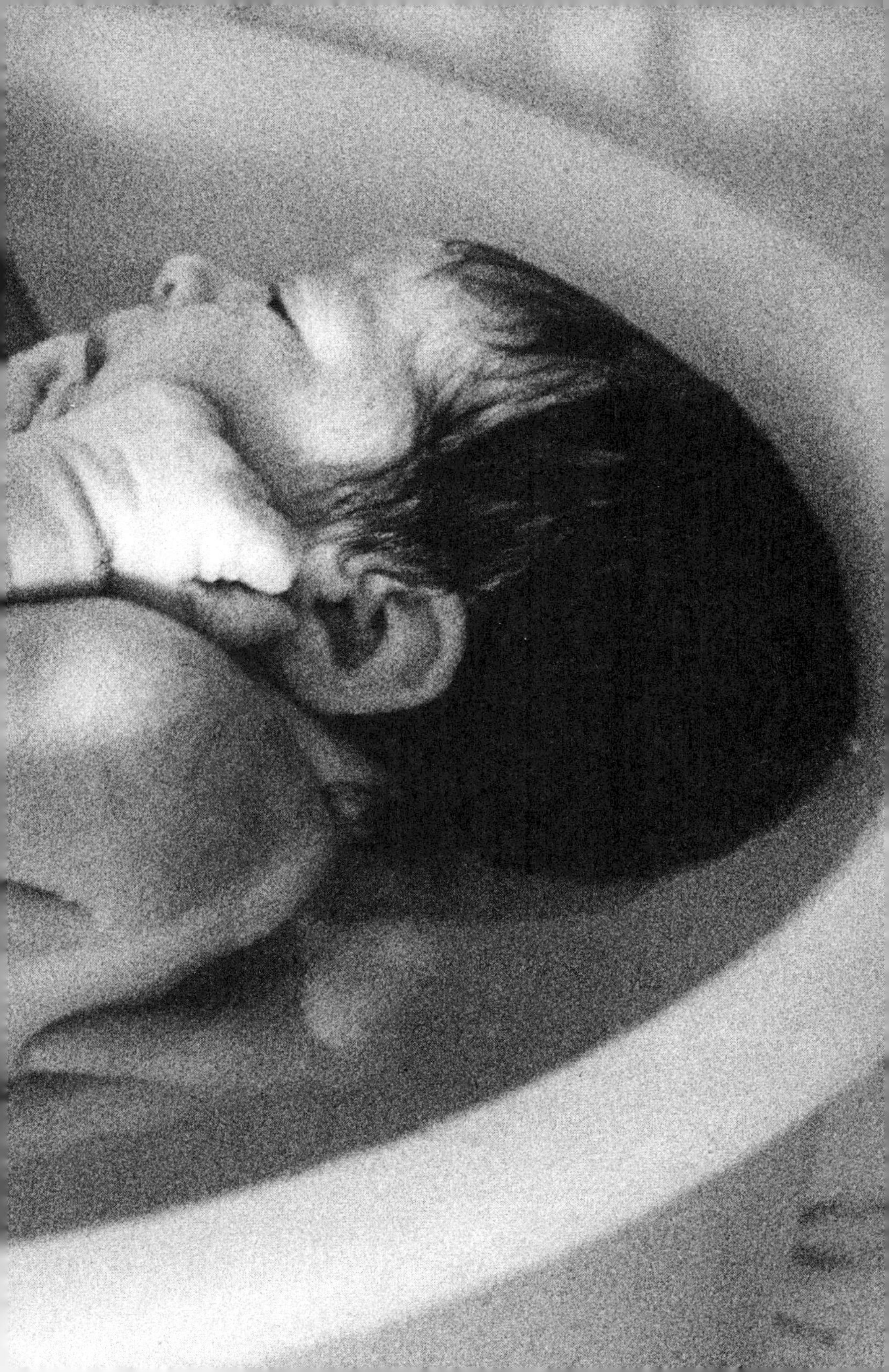

In einer kleinen Badewanne haben wir ein Bad vorbereitet. Es hat etwa Körpertemperatur, lieber sogar etwas wärmer – 38, 39 Grad.
Wir lassen das Kind hineingleiten.
Auch dies geschieht ganz, ganz langsam,
Das Baby taucht ein und wird wieder leicht. Der neue Körper, der plötzlich mit Schwerkraft beladen war, wird wieder frei.
Das Kind schwebt – leicht, befreit von seiner Stofflichkeit. So frei wie in den ersten fernen Tagen der Schwangerschaft, als es noch uneingeschränkt in einem grenzenlosen Ozean spielen und herumtollen konnte.
Welche Überraschung, welche Freude.
Das Kind ist wieder in seinem Element. Vergessen ist die Welt, die es verlassen hat, die Mutter. Es ist in sie zurückgekehrt.
Die erste Trennung, weit davon entfernt, eine Qual zu sein, wird ein fröhliches Spiel
Die Hände, die das Kind im Bad halten, spüren bald, wie sich der kleine Körper vollkommen hingibt und entspannt. Auch der letzte Rest von Angst, Verkrampfung und Erstarrung schmilzt wie Schnee in der Sonne. Der ganze Körper erwacht zum Leben, beginnt zu tanzen.
Und – oh Wunder – das Kind öffnet weit die Augen.
Dieser erste Blick ist unvergeßlich.
Riesengroße, tiefe, ernste und intensive Augen fragen:
»Wo bin ich? Was ist mir mit geschehen?«
Die absolute Konzentration, das tiefe Erstaunen und die Neugier dieses Kindes überwältigen uns.
Ohne Zweifel haben wir hier eine Person vor uns. Endlich erkennen wir den Menschen, der hinter der Angst versteckt war, dem das Erschrecken die Augen verschloß.
Wir begreifen, was im Grunde selbstverständlich ist: Die Geburt ist ein Übergang und keineswegs ein Anfang. Schon lange Zeit »ist« dieses Wesen, das uns so fragend anschaut.
Jeder, der einmal bei einer solchen Geburt dabei war und gesehen hat, wie das Kind die Augen öffnet, jeder, der das Gewicht seiner Fragen gespürt hat, hat mit der gleichen naiven, ungläubigen Überraschung ausgerufen:

»Aber ... das ist ja nicht möglich ... das Baby kann ja sehen!«
Sieht ein Baby wirklich?
Nicht so, wie wir es normalerweise verstehen, und gewiß kann es noch keine Bilder aufnehmen wie unser Auge.
Aber es kommuniziert. Auf seine Art. In einer Form, die uns fast vollständig abhanden gekommen ist. Wir haben nur noch eine ferne Erinnerung daran.
»Ein Neugeborenes ist blind, taub und unfähig zu empfinden. Es hat noch kein Bewußtsein. Wie sollte es auch in dem Alter ...«
Angesichts seiner fragenden Augen lächeln wir über solche Behauptungen. Und fühlen uns beschämt.

24

Was jetzt folgt, ist nicht weniger erstaunlich.
Das Kind, das seine erste Angst überwunden hat, beginnt, das Königreich zu erkunden, in dem es von nun an zu Hause sein wird.
Bewegung ist alles.
Der Kopf dreht sich, nach rechts, nach links, langsam, soweit der Nacken es erlaubt.
Das Gesicht erscheint im Profil.
Eine Hand rührt sich – öffnet sich, schließt sich, taucht aus dem Wasser auf. Der Arm folgt, hebt sich empor. Die Hand sucht den Himmel, erspürt den Raum, fällt wieder zurück.
Nun ist die andere an der Reihe, sie fährt hoch, beschreibt einen Bogen, kehrt wieder zurück.
Die beiden spielen miteinander, begegnen sich, umklammern sich und lassen sich wieder los.
Eine Hand wandert los, die andere folgt, holt sie ein, umfaßt sie, trennt sich wieder.
Manchmal hält eine inne. Träumt. Öffnet und schließt sich langsam, wellenförmig. Dann die andere. Beide Träume spiegeln sich ineinander. Die Hände entfalten und öffnen

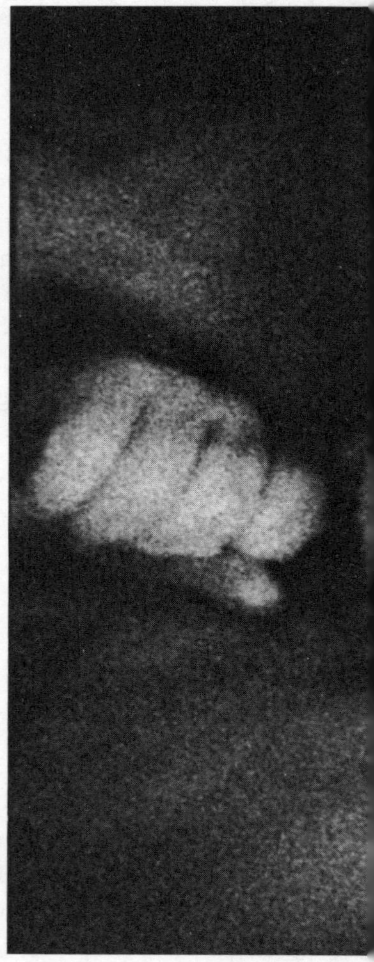

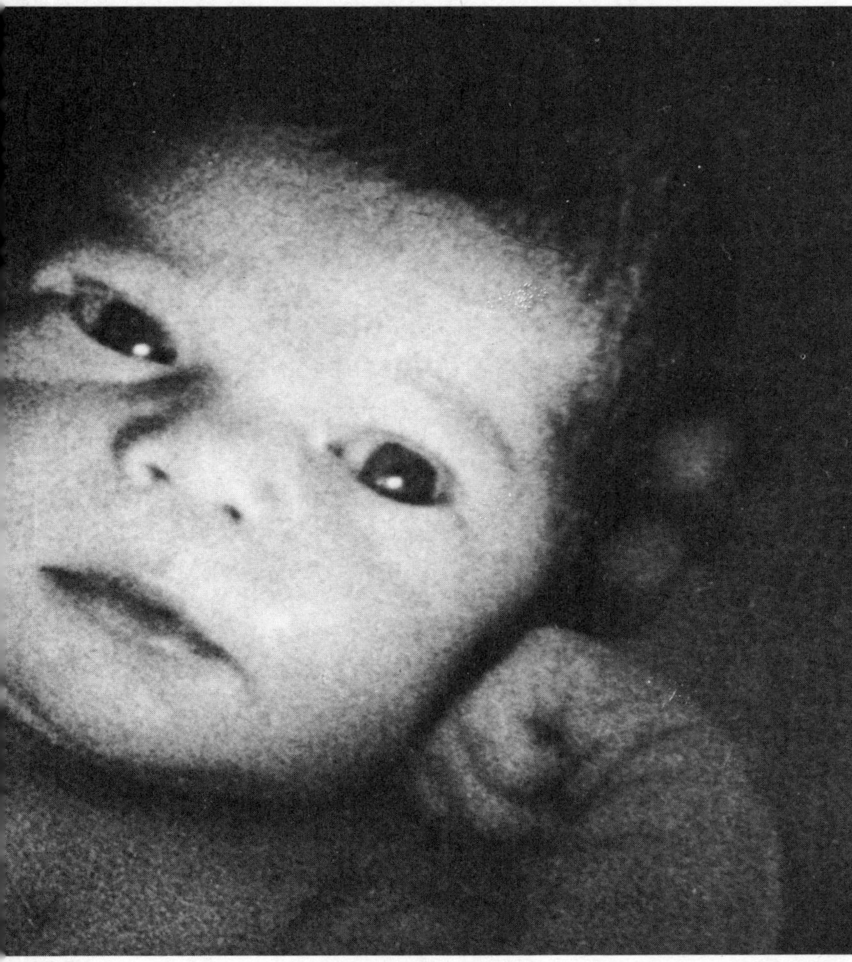

sich wie Blüten. Meeresanemonen. Ihr Atem wiegt sich noch in jenem langsamen Rythmus der Untermeereswelt, von unsichtbaren Strömungen hin und her bewegt.
Die Beine, die sich bisher ängstlich zurückgehalten hatten, kommen jetzt auch in Bewegung. Ein Füßchen tritt heftig nach vorne. Dann das andere. Sie stoßen an den Rand der Badewanne, und der ganze Körper gleitet ein Stück nach hinten. Das Kleine freut sich an seiner Neuentdeckung. Noch einmal ... noch einmal ...
Es spielt.
Seit der Geburt sind noch nicht einmal zehn Minuten vergangen.
Das Kind vollführt seinen Tanz in absoluter Stille, die nur manchmal von kleinen, kurzen Schreien durchsetzt ist, von Juchzern der Freude und der Überraschung.
Manchmal ernsthaft, manchmal verspielt, vollkommen vertieft in seine Entdeckungsreise, erkundet und prüft das Kind den Raum innen und außen und um sich herum. Dies geschieht mit nicht nachlassender Konzentration, mit lükkenloser Aufmerksamkeit, ohne einen Anflug von Zerstreutheit.
Das Kind ist vollkommen »da«, begeisterter Beobachter seines eigenen Körpers und der Möglichkeiten, die es in ihm entdeckt.
Ein glückliches, fröhliches Kind ist Einheit, Kontinuität und Totalität!
Jeder Zentimeter seines Körpers ist Bewegung. Alles greift ineinander und bewegt sich in vollkommener Harmonie.
Haben wir nicht Grund, dieses Kind zu beneiden?
Wir, die wir nur aus Bruchstücken bestehen, die wir die Ureinheit verloren haben, die wir immer »woanders« sind, verträumt und zerstreut, unfähig, einfach nur »da« zu sein.
Jetzt erwacht auch das Gesicht. Der Mund geht auf, schließt sich. Die Lippen öffnen sich, die Zunge wagt sich hervor und zieht sich wieder zurück.
Dann endlich, wie zufällig, findet die Hand das Gesicht, gleitet darüber, findet den Mund. Das Kind steckt einen Daumen hinein und nuckelt begeistert.
Die Hand reist weiter. Erkundet von Neuem den Raum,

kehrt dann zurück zum Mund, dem Ort seiner höchsten Freuden. Diesmal möchte das Kind am liebsten die ganze Hand hineinstecken.
Ein Garten der Lüste. Diese neue Welt ist ein wunderbarer Ort. Warum sollte das Kind der Vergangenheit nachtrauern?
Gewiß lauern in dieser neuen Welt auch Feinde. Der Hunger hat seine Klauen noch nicht ausgestreckt.
Aber das macht nichts. Alles hat so gut angefangen, daß das Kind für immer den Geschmack des Abenteuers haben wird.
Nichts wird es mehr erschrecken. Die Ungeheuer können kommen. Es wird ihnen zu begegnen wissen.

Wie lange soll das Kind im Bad bleiben?
Das wird es selbst entscheiden.
Wir sollten gewiß sein, daß es vollkommen entspannt ist.
Auch nicht der geringste Widerstand, das leiseste Zögern, die flüchtigste Verspannung, die winzigste Steifheit, die kleinste Starrheit, der Anflug eines Zweifels darf mehr in seinem Körper spürbar sein.
Wir sehen, daß alles frei, alles Bewegung ist.
Daß überall Freude ist.

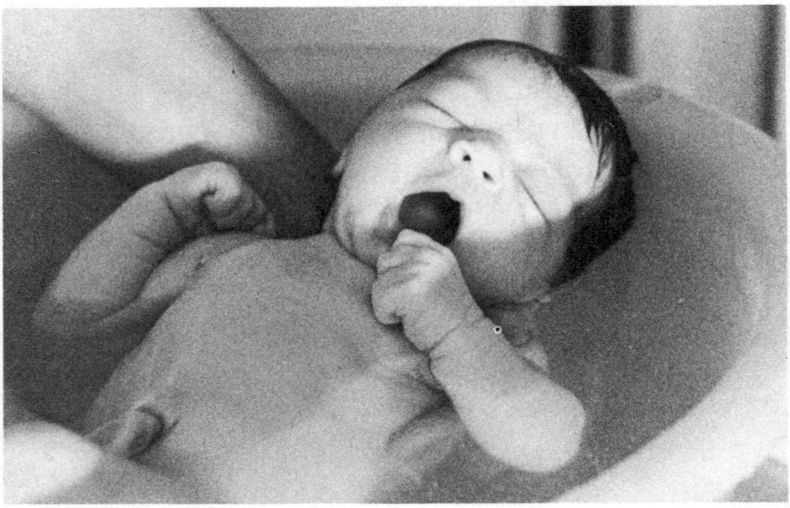

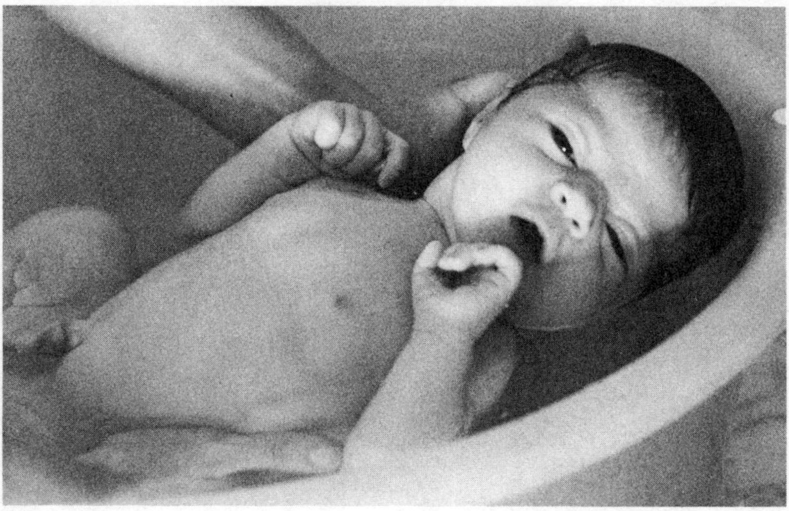

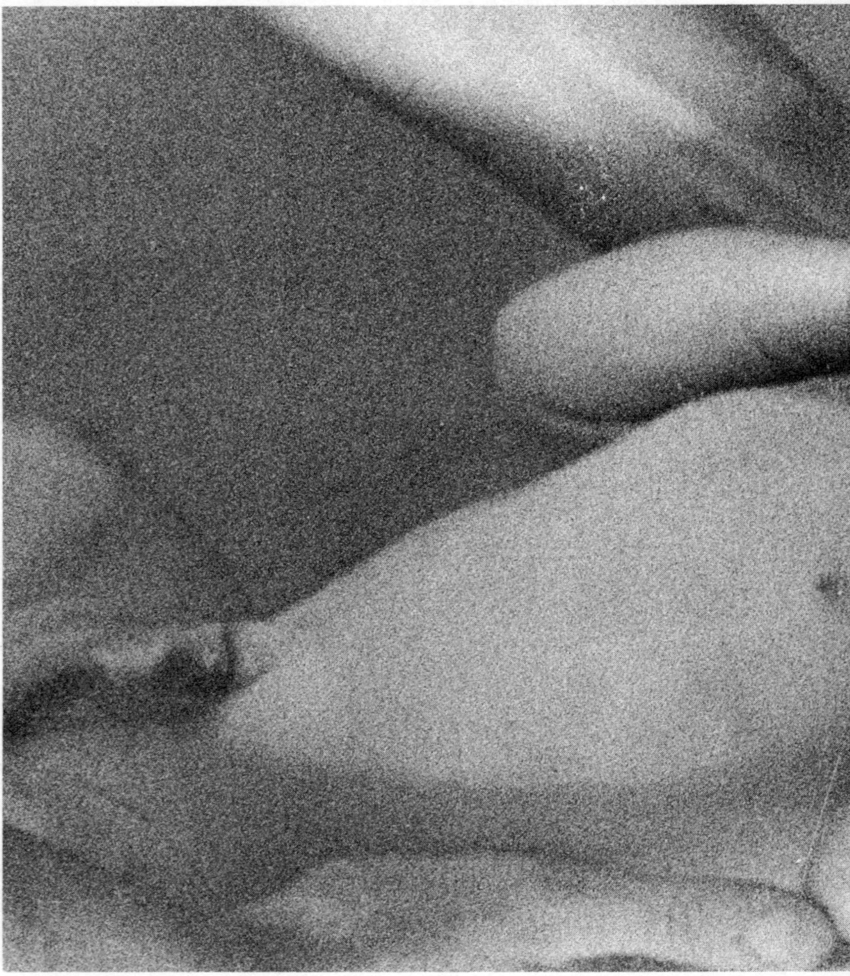

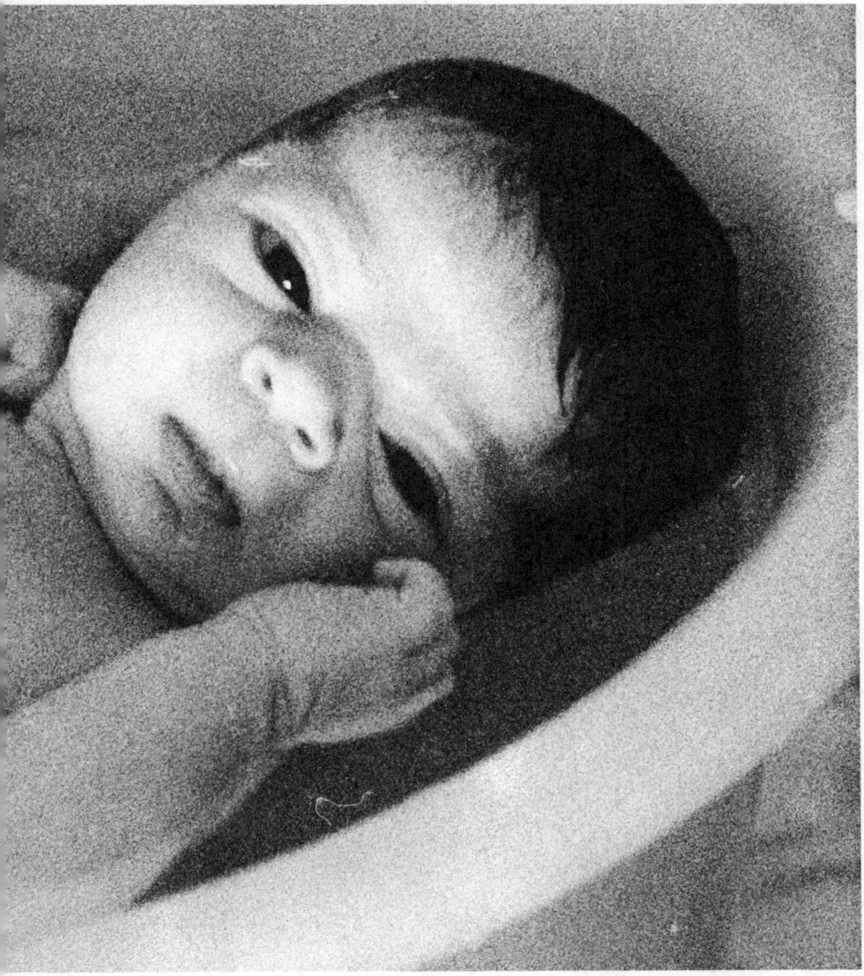

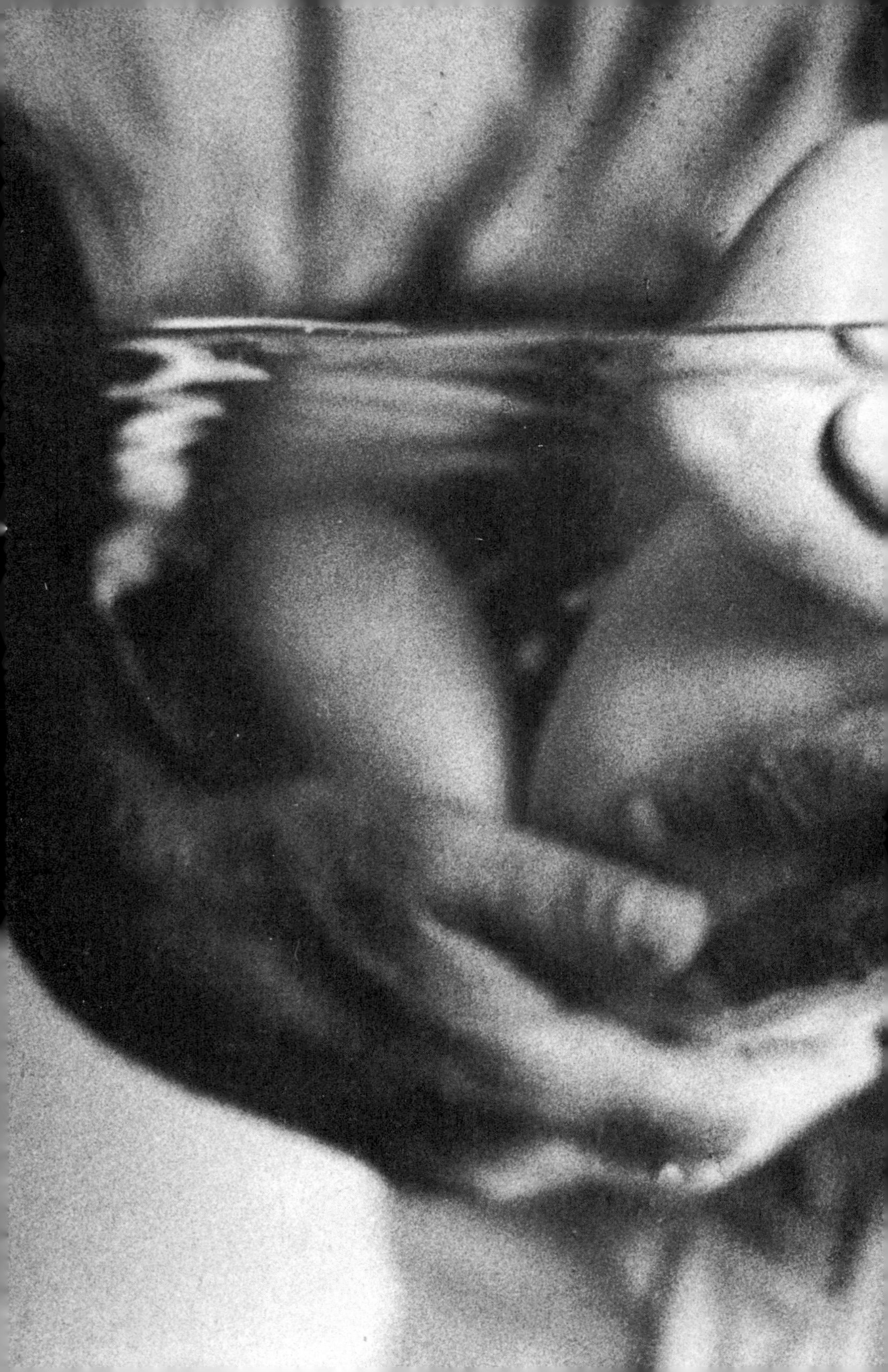

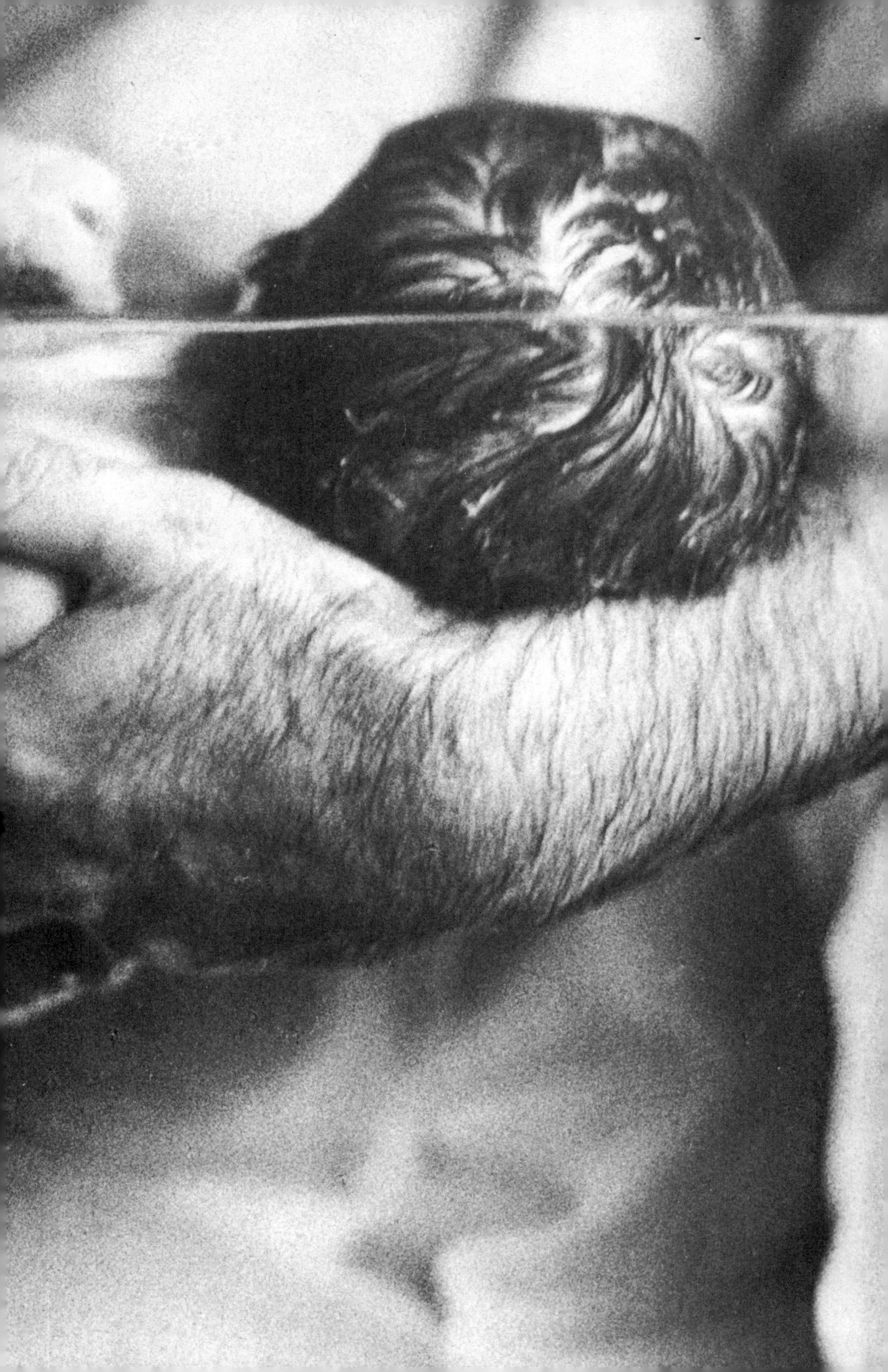

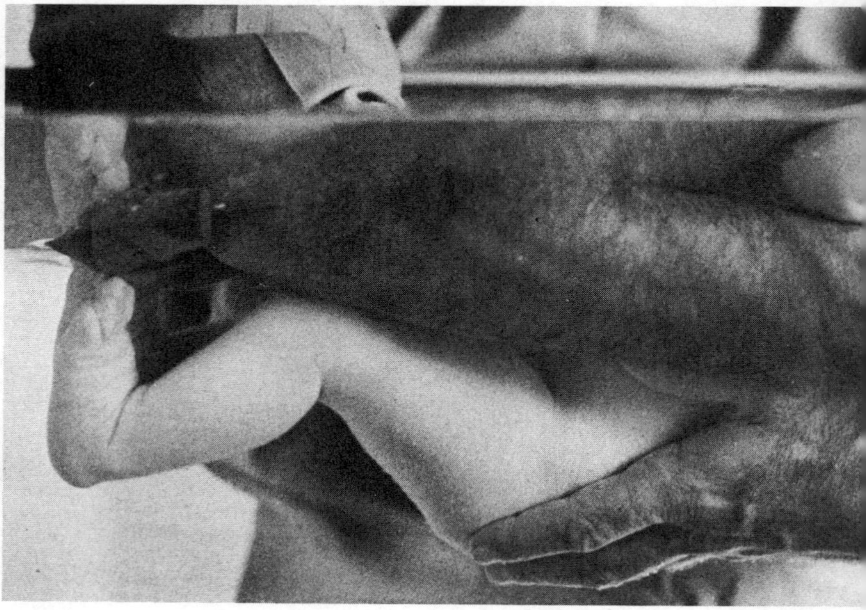

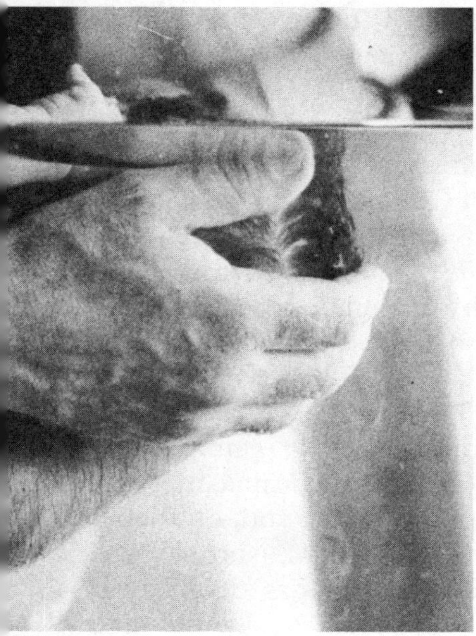

25

Jetzt, da alle Angst zerstreut ist,
die Geburt und alles, was vorher war, vergessen –
jetzt ist es an der Zeit, das nasse Element mit seinen verführerischen Freuden zu verlassen. Es ist Zeit, festen Boden zu gewinnen.
Dies ist der vierte Schritt, die vierte Stufe auf dem Weg ins Leben.
Das Kind wird noch einmal in sein neues Element geboren.
Aber diesmal bewußt und in seinem eigenen Tempo.

Sobald es aus dem Wasser auftaucht, begegnet es wieder seinem neuen Meister, dem Tyrannen Schwerkraft, der neuen Bürde seines Körpers.

Damit es nicht davon überwältigt wird und sich bereitwillig in seine neuen Grenzen fügt, müssen wir auch dies in ein Spiel verwandeln. Das Kind soll Gefallen daran finden.

Also heben wir es langsam aus dem Wasser heraus – so langsam und sorgfältig, wie wir es eingetaucht haben. Es spürt, wie sein Körper bleischwer wird und stößt einen Schrei aus. Also tauchen wir es wieder ein. Der Körper ist verschwunden, es fühlt sich federleicht. Wir nehmen es wieder heraus.

Ein starkes Gefühl. Es ist schon nicht mehr ganz neu. Je mehr das Kind damit vertraut ist, desto mehr macht es ihm Spaß. Das ist so verblüffend, so beeindruckend, daß jedes Kind der Welt es am liebsten immer wieder ausprobierte.

Überall spielen die Kinder Versteck. Ist das denn etwas anderes, als das ewige Spiel des Sich-Verlierens und Sich-Wiederfindens? Oder nehmen wir die Wippe, die den Körper abwechselnd schwer und leicht erscheinen läßt. Es ist das Spiel mit der Schwerkraft, von der wir – wie am ersten Tag – gefesselt, befreit, gefesselt, befreit werden.

Beruhigt und versöhnt mit den neuen Empfindungen kann das Kind jetzt endgültig das Bad verlassen.

Wir legen es auf eine vorgewärmte Windel und hüllen es in wollene und baumwollene Tücher. Die Welt ist kalt! Den Kopf und die Hände lassen wir frei, damit sie unbeengt spielen können.

Wir legen das Kind auf die Seite. Wir wissen inzwischen, warum: Auf der Seite können Arme und Beine ungehindert spielen, der Bauch kann atmen, und der Kopf kann sich bequem bewegen.

Der Rücken des Kleinen sollte sich irgendwo anlehnen können. Er muß gestützt werden. Das Kind muß »etwas im Rücken haben«, es braucht »Rückhalt«.

Und so überlassen wir es sich selbst.

Fünfter Schritt, fünfte Stufe auf dem Weg ins Leben.

Das Kind ist zum ersten Mal allein. Es entdeckt ... die Regungslosigkeit.

Welch ein außergewöhnliches Erlebnis! Erschreckend in seiner absoluten Fremdheit.
Neun Monate war das Kind Odysseus auf den Weltmeeren. Sein Universum stand nie still. Manchmal war es stürmisch, manchmal ruhig. Der Körper der Mutter war immer in Bewegung. Selbst wenn sie still lag und schlief, gab es doch immer noch den großen Rhythmus ihres Atems, ihres Zwerchfells.
Das Kind lebte in beständiger Bewegung. Nun aber ist eine wirklich abscheuliche Änderung eingetreten: alles steht plötzlich still. Zum ersten Mal.
Nichts bewegt sich mehr.
Auf seiner ganzen Reise, in seiner langen Vergangenheit hat das Kind so etwas noch nicht erlebt.
Von panischer Angst ergriffen, fängt es an zu schreien.
Wenn ihm später beim Aufwachen Einsamkeit und Reglosigkeit wiederbegegnen, erlebt es die gleiche Angst und fängt wieder an zu weinen.
Angst weniger vor dem Alleinsein. Angst davor, daß die Welt tot ist. Zu Eis gefroren. Starr und reglos.
Nicht so bei unserem Abenteurer.
Er hat keine Angst mehr. Er ist langsam von Neuentdeckung zu Neuentdeckung gereist, behutsam haben wir ihn von Wandlung zu Wandlung begleitet. Wir haben ihn mit so viel Aufmerksamkeit und Liebe geschützt, daß er inzwischen alles, was geschieht, vertrauensvoll und fröhlich annehmen kann. Nichts wird ihn mehr erschrecken.
Dieses Kind weiß, daß wir verstehen.
Daß wir es verstehen.
Es weiß,
daß wir wissen, daß es weiß,
daß es da ist.
Darum hat es Vertrauen.
Es wehrt sich nicht gegen das Neue, sondern nimmt es freundlich auf, erkundet es, kostet es und hat bald Spaß daran.
Wo andere Neugeborene brüllen, bleibt unser kleiner Held ganz still und schaut mit weit geöffneten Augen.
Vielleicht entlockt ihm die Veränderung einen Schrei, aber

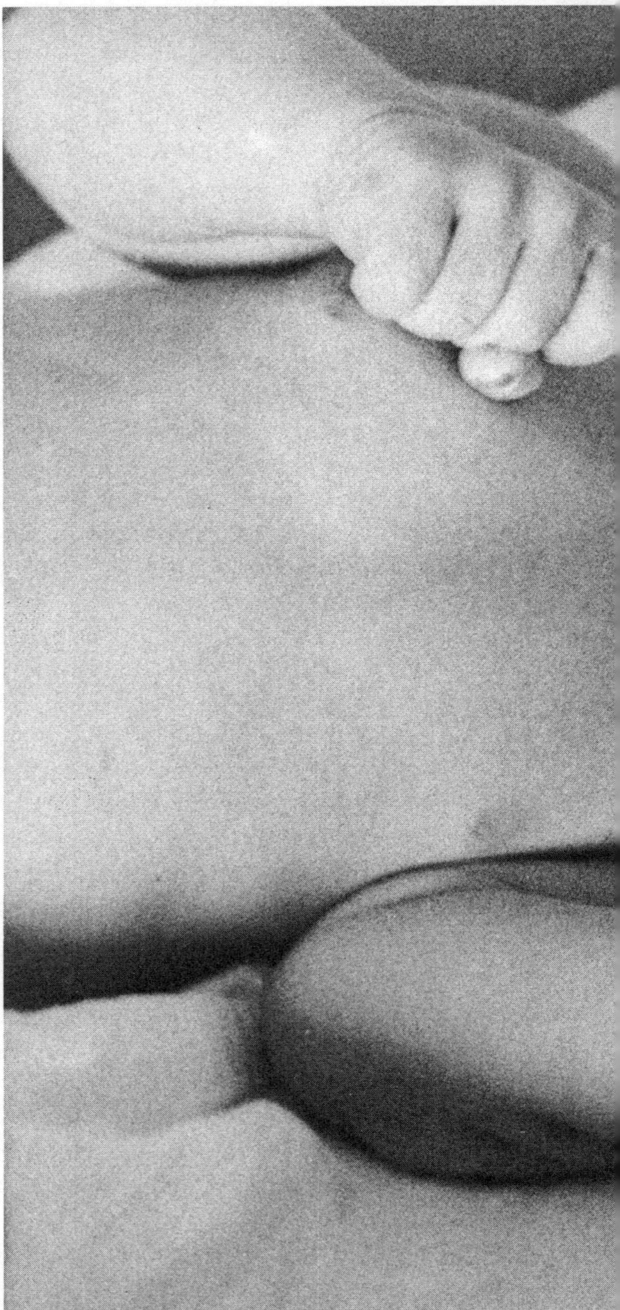

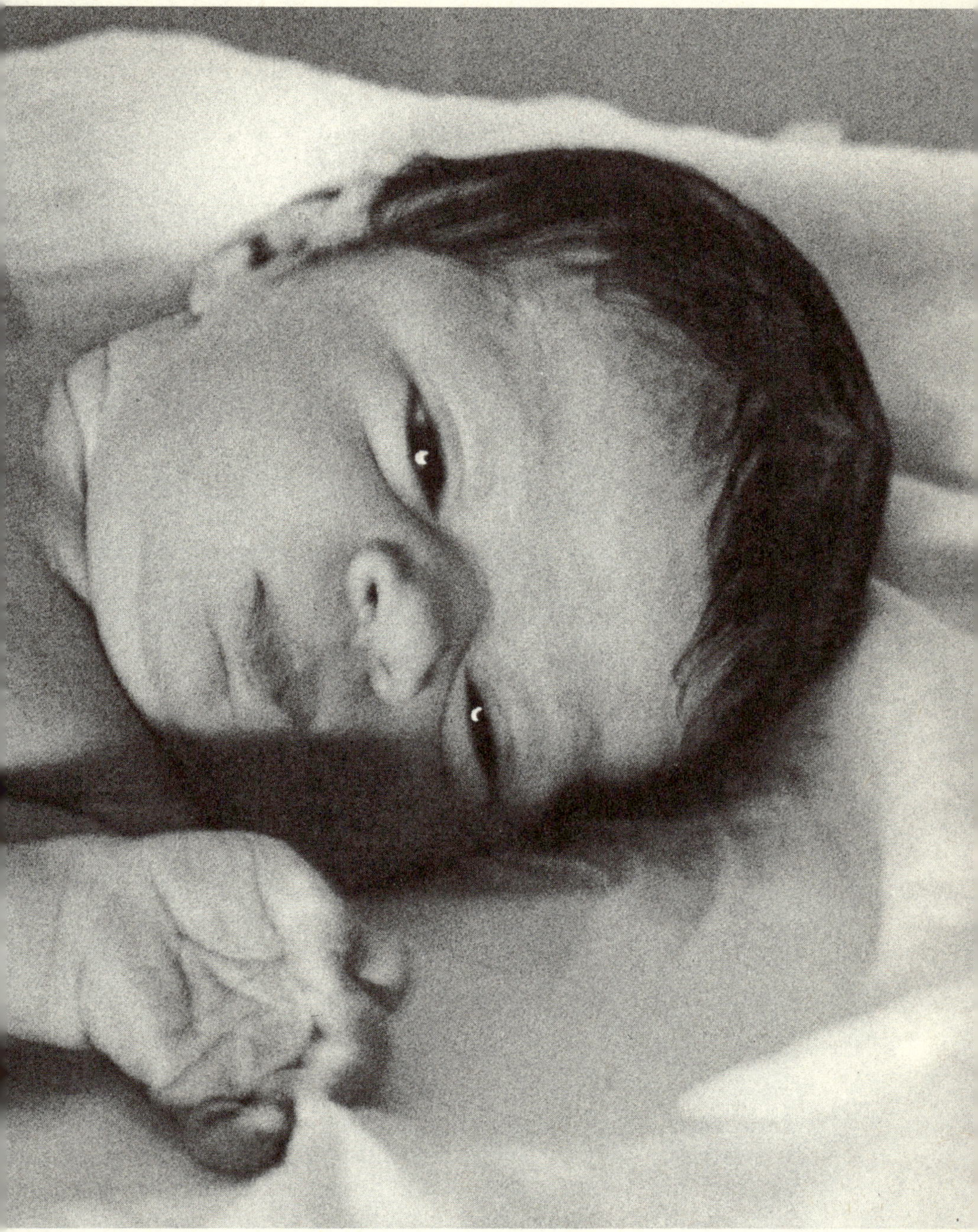

das ist eher der Ausdruck seiner Überraschung oder des Protestes, daß das Bad schon zu Ende sein soll.
Niemals hören wir angstvolle, hysterische Schluchzer.
Dieses Kind weiß, was ihm gefällt und was ihm nicht gefällt, und das drückt es auch aus.
Es paßt ihm gar nicht, daß es das Bad verlassen muß.
Aber schon entdeckt es ein neues Vergnügen:
Es macht eine unvorstellbare Erfahrung.
Und schweigt.
Still, verblüfft, erkundet es,
was andernfalls durch seine vollkommene Fremdheit erschreckend wäre:
Die Bewegungslosigkeit.
Es kommt aus der Welt der ewigen Bewegung und befindet sich plötzlich in der Welt der Stabilität.
Wie merkwürdig.
Und dennoch ... alles bewegt sich.
Die Bewegung ist in ihm selbst: Die Beine, die Arme, die Händchen, die nicht müde werden, einander zu fassen und zu erkunden.
Mit bemerkenswerter Ruhe und ungeheurem Ernst entdeckt das Kind sein neues Reich.

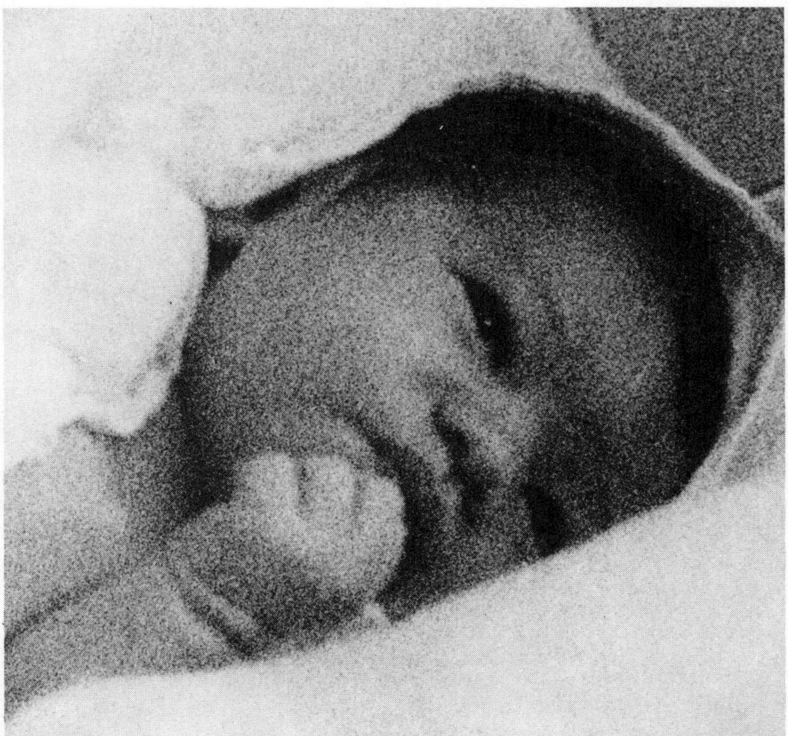

Eine intensive Kraft und ein tiefer Frieden gehen von diesem schweigenden Neugeborenen aus.
Vollkommen wach, aufs Höchste aufmerksam leuchtet es.
Dies ist das königliche Kind, das Gotteskind,
von dem die Schrift sagt:
»Ihr sollt wieder werden wie die Kinder.«
Noch besser beschreibt es Lao Tse, wenn er sagt:
»Er, dessen Anmut alle Maßstäbe übersteigt, der Heilige, der Vollkommene, gleicht dem neugeborenen Kind.«
Diese Anmut
ist nicht nur Schönheit.
Sie ist Kraft und Leben.
Das strahlt aus diesem schweigenden Kind.
Dies Licht leuchtet allen,
die es umgeben
und deren Sinne wach sind,
zu sehen, zu schweigen, zu lauschen.

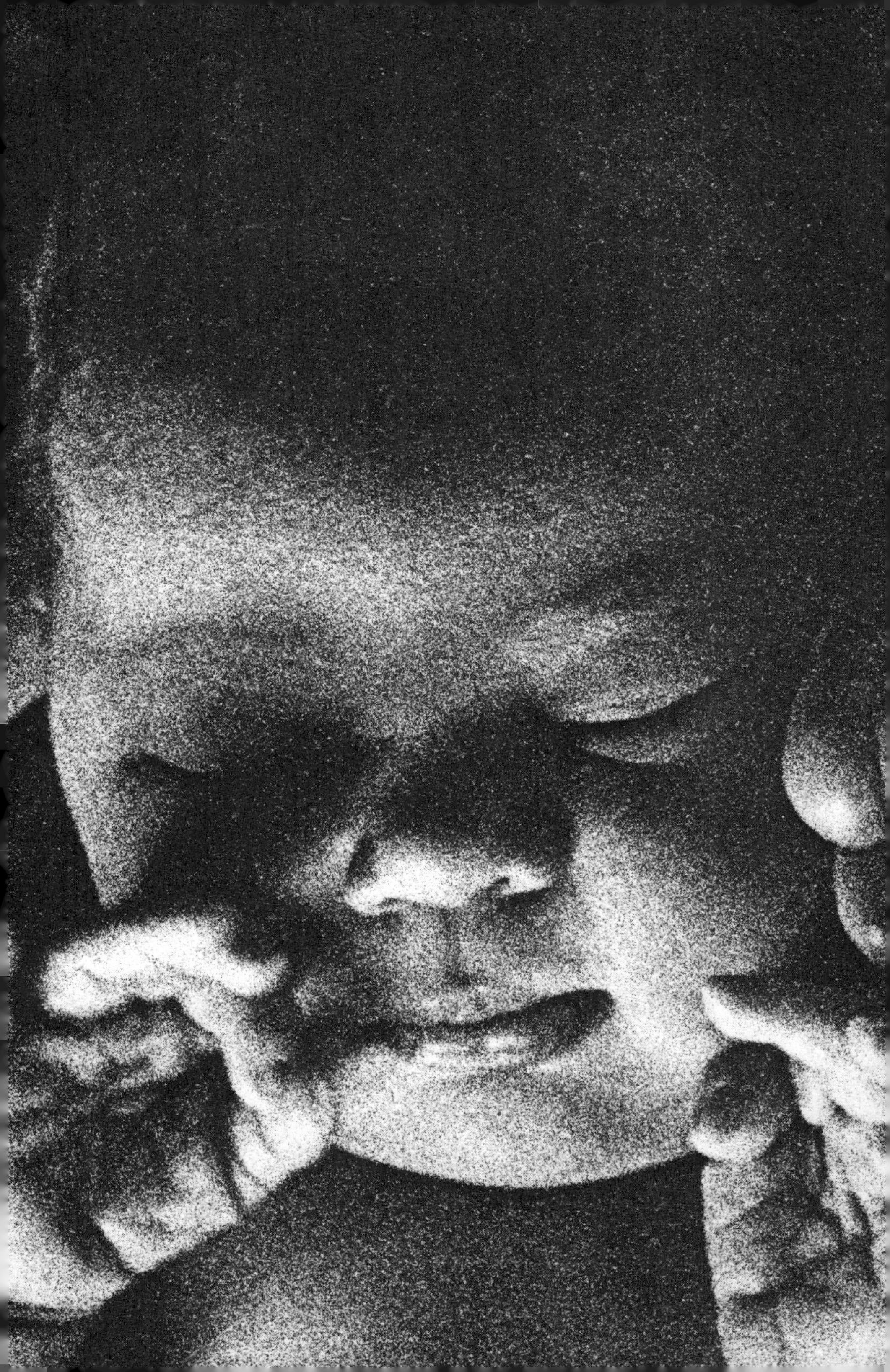

IV

Jeden Tag kommen wir ein Stück voran
auf dem Weg des Lernens.
Jeden Tag entdecken wir
auf dem Weg der Weisheit die Kraft
der Unbeweglichkeit.
Wir tun immer weniger.
Bis wir schließlich gar nichts mehr tun.
Wer nichts tut, der unterläßt auch nichts.
Die Welt wird gelenkt,
indem man den Dingen ihrenLauf läßt.
Sie wird nicht dadurch gelenkt,
daß man sich einmischt.

Tao Te King

1

Unser großes Abenteuer geht zu Ende.
Den Wellen entstiegen, neu und diesmal bewußt geboren, mit weit geöffneten Augen findet sich das Kind zu seiner Mutter zurück.
Furchtlos ist es dem Ungeheuer Einsamkeit begegnet.
Nie mehr wird es davor erschrecken.
Hellwach in sich und seinem Körper, voller Wohlgefühl findet das Kind die Brust.
Die Brust ist nicht dafür da, seine Angst zu beruhigen.
Das Kind stürzt sich nicht darauf wie ein Ertrinkender, der sich an den nächsten Ast klammert.
Nein, hier feiert das Leben sich selbst.
Gut und warm, voll und großzügig scheint diese Brust zu sagen:
»Dies sind die Herrlichkeiten der Welt.
Dies ist das Land, wo Milch und Honig fließt.
Wie gut bist du, Mutter, und wie schön.«
Das Kind sieht die Mutter,
es trinkt sie mit seinen Augen.
Es begegnet ihrem Blick des Erstaunens
auf dieses schöne Kind.
Die Liebe, die aus diesen Augen strömt,
erfüllt das Kind
wie die Milch, die es nährt.

Lassen wir die beiden,
die so sehr gekämpft haben
und die nun nicht satt werden,
einander mit ihrem Glück zu nähren.
Es ist alles vollbracht. Alles vollkommen.
Und was uns angeht, so sind auch wir vollkommen zufrieden.
Wir fragen uns, worin eigentlich der Schrecken der Geburt besteht.
Wir sagen:
»Ach könnten wir nur verstehen, was diese unglücklichen Kinder rufen, wenn sie auf die Welt kommen.«
Was sagen sie mit ihren Schreien, ihren Armen, ihren Beinen?
Sie sagen:
»Das tut weh. Ich habe Schmerzen.«
Aber noch viel mehr sagen sie:
»Ich habe Angst.«
Angst und Schmerz sind eins.

2

Angst, das ist das Neue,
das vollkommen Unbekannte,
das Nicht-wieder-Erkennbare,
das, was sich nicht vergleichen, nicht einordnen läßt.
In der Fremde ist alles fremd.
Wollen wir dem Kind die Angst ersparen,
so brauchen wir nichts weiter zu tun, als ihm immer wieder Anhaltspunkte zu geben.
So enthüllen wir ihm die Welt, sein neues Reich, unendlich langsam und mit großer Vorsicht.
Von all den vielen neuen Eindrücken dürfen wir ihm nur so viel zumuten, wie es noch einordnen kann.

Das geschieht am besten, indem wir möglichst oft Erinnerungen und Empfindungen aus seiner Vergangenheit in ihm wachrufen.
Langsam wird es Mut fassen,
denn in diesem unbekannten, feindlichen Universum
findet es immer wieder etwas, das ihm vertraut ist.
Das gibt ihm Sicherheit, das beruhigt, und so traut es sich weiter vorwärts.

Wir wollen noch einmal versuchen, uns vorzustellen, was bei der Geburt geschieht.
Wir, die anderen, die Erwachsenen, was sehen wir schon von der Wirklichkeit?
Nichts.
Oder fast nichts.
Unsere Sinne sind abgestumpft.
Sie haben nicht mehr die Feinheit und die Frische der Jugend. Hochmütig sind sie. Sie haben verlernt, sich zu wundern, sich überraschen zu lassen.
Wir sind Gefangene der Bedingungen, die wir uns geschaffen haben und an denen wir festkleben.
Wir sind unsere Bedingungen.
Schau her:
Wenn wir eine Landschaft betrachten – was sehen wir?
Der Bauer sieht das Land, auf dem die Ernte steht.
Der Finanzier die Art, wie die Felder aufgeteilt sind.
Der Ingenieur die Brücken und Straßen, die fehlenden Verbindungswege und die Brücken, die abgerissen werden müßten.
Der Maler sieht Schatten, Wolken, Horizont,
Der Artillerist die Positionen, wo er seine Kanonen aufstellen könnte.
In Wirklichkeit sind es tausend Landschaften.
Wer sieht die ganze Landschaft?
Keiner, gottlob,
der Arme würde auf der Stelle verrückt.
Unsere Bedingungen, unsere Gewohnheiten zeigen uns die Erde wie durch eine Maske und schützen uns vor ihrer erdrückenden Vielfalt.

Nicht so das neugeborene Kind. Seine Empfindung ist total, ungefiltert, ungeordnet.
Dies kleine Wesen braucht eine sichere und leichte Hand, die es in die Welt begleitet.
Eine ungeschickte Geste, ein Moment der Unaufmerksamkeit, eine ungeduldige Bewegung, und der Faden reißt ab.
Das Kind fängt an zu schreien.

3

Wir fragen weiter:
»Welches geheimnisvolle ›Etwas‹ hindert uns daran, dies neue Wesen in seiner Wirklichkeit zu sehen und zu erkennen?«
Dieses »Etwas« sind wir selbst. Unser kleines Ich, unser Ego, dieses nebelhafte Gebilde, das sich aus unseren Wünschen, unseren Leidenschaften und vor allem unseren Ängsten zusammensetzt.
Die Gewohnheit, die Nabelschnur sofort nach der Geburt zu durchtrennen, ist ein gutes Beispiel für unsere Blindheit.
Weder Hunde noch Katzen, weder Ziegen noch Kühe wagen es, die Nabelschnur anzurühren, solange sie noch pulsiert.
Was tut der Mensch? Das Gegenteil.
In Entbindungskliniken stürzt man sich förmlich auf die Nabelschnur und schneidet sie durch, kaum daß das Kind geboren ist.
Wie ist es möglich, daß der Mensch, ein vernünftiges Wesen von anerkannter Intelligenz, an einem so wichtigen Punkt so irrational reagiert?
Kehren wir noch einmal zum Kreißsaal zurück. Wir wollen aufmerksam verfolgen, was sich dort abspielt:
Die Atmosphäre um eine Entbindung ist gleichsam elektrisch geladen.
Wenn die Geburt bevorsteht und der Kopf steigt, steigt auch die Spannung.
Auch erfahrene Hebammen und Geburtshelfer werden bei

jeder Geburt von Neuem aufgewühlt und in Unruhe und Aufregung versetzt. Es ist sicherlich kein Zufall, daß sie diesen Beruf gewählt haben.
Die Annahme liegt nahe, daß gerade sie eine sehr persönliche Rechnung mit der Geburt zu begleichen haben.
Auch sie sind geboren worden. Und wahrscheinlich nicht ganz problemlos.
Die Erinnerung daran erwacht bei jeder Geburt aufs Neue, und die Empfindungen sind ebenso stark wie unser Impuls, sie zu unterdrücken.
In jeder angespannten, stark emotional geladenen Situation verändert sich unsere Atmung, ohne daß wir es merken.
Die Geburt naht, die Spannung steigt.
Emotionen sind ansteckend.
Sie verstärken sich gegenseitig wie der Widerhall eines Echos.
Da kommt endlich das Baby.
Alle halten den Atem an. Ohne zu wissen, identifizieren sie sich mit dem Kind.
Wird es atmen?
Schau den Geburtshelfer an. Er ist nahe daran zu ersticken, seine Brust wird eng, es schnürt ihm die Kehle zu.
Er merkt nicht, daß er die Tragödie seiner eigenen Geburt wiedererlebt.
Diese Damen und Herren hier haben allerdings keine Nabelschnur mehr, die sie mit Sauerstoff versorgt.
Darum wird die Situation schnell unerträglich.
Da muß man doch etwas tun!
Es würde genügen ... zu atmen. Den Mund aufzumachen, tief Luft zu holen ...
Statt dessen durchtrennt der Geburtshelfer die Nabelschnur des Kindes.
Und das Kind brüllt.
»Ah, es atmet«, ruft der Mensch erleichtert aus.
»Ah, *ich* atme«, müßte er eigentlich rufen.
Seine eigene Kehle ist durch den Schrei frei geworden.
Er selbst hat Luft geholt.
Er selbst drohte zu ersticken,
nicht das Kind, das noch die Nabelschnur hatte.

Er dachte, daß er diesem neuen Wesen hilft, und hat doch nur sich selbst Erleichterung verschafft.
Der Geburtshelfer projiziert seine eigene Angst auf das Kind.
Und das Kind, das unglückselige, brüllt.
Das Kind wird zum Opferlamm, dem wir unsere Sünden, nein, unsere Ängste aufbürden.
Welcher Widersinn.
Gibt es vernüftige Gründe für solch ein merkwürdiges Benehmen?
Gründe? Was ist daran noch vernünftig?
Es hat eine Übertragung stattgefunden,
ein Vorgang, der sich unzählige Male wiederholen wird.
Er spielt sich im Unbewußten ab und bildet im allgemeinen die Grundlage für das, was wir – unschuldig – »Erziehung« nennen.

4

Was fehlt noch?
Auf die Gefahr hin, daß wir es schon nicht mehr hören können, müssen wir noch einmal, zum letzten Mal, auf den Schrei zurückkommen. Der Schrei war ja unser Ausgangspunkt.
»Muß das Kind schreien?«
Diese Frage ist entscheidend wichtig. Hier steht zuviel auf dem Spiel, als daß man ein Mißverständnis riskieren könnte.
Die Antwort ist einfach und klar:
»Ja, das Kind muß schreien.«
Und es ist von wesentlicher Bedeutung, daß dieser Schrei ein »guter Schrei« ist. Laut und kräftig. Ein klarer Schrei, an dem der ganze Körper des Babys teilnimmt.
Dieser Schrei ist die Antwort des gesamten Organismus und bestätigt uns, daß alles in Ordnung ist.
Wenn das Kind wie »verdattert« geboren wird, wenn es stumm ist, wenn es wimmert statt zu schreien, dann müßen

wir auf der Stelle alles Nötige tun, um dem Kind zu einem klaren, zufriedenstellenden Schrei zu verhelfen.
In diesem Punkt darf es keinerlei Mißverständnisse geben, das muß absolut klar sein.
Genauso klar ist, daß ein Kind, dem eine straffe Nabelschnur bei der Geburt den Hals zuschnürt, so schnell wie möglich befreit werden muß, indem man die Nabelschnur durchtrennt. Es ist eine Frage des gesunden Menschenverstandes, so zu handeln.
Oder würden wir zum Beispiel eine Frau, von der wir sicher wissen, daß sie durch Kaiserschnitt entbinden wird, auf eine schmerzlose Geburt vorbereiten?
Vielleicht entsteht der Eindruck, daß wir in diesen wenigen Zeilen alles wieder aufheben, was wir vorher gesagt haben.
Davon ist keine Rede.
Das Kind muß schreien, wenn es geboren wird.
Einmal, zweimal.
Und das ist genug.
Dann muß es atmen. Wenn es aber weiter schreit, dann sollten seine Schreie Ausdruck von Kraft, von Lebensmut und Zufriedenheit sein.
Nicht Schreie der Angst, des Schmerzes, der Verzweiflung.
Kein Jammern, kein Schluchzen, kein Heulen.
Wir brauchen nicht einmal besonders geübte und empfindsame Ohren, um diesen Unterschied zu erkennen. Es genügt, daß wir aufmerksam zuhören. Dann werden wir wahrnehmen, daß das Neugeborene schon die vielfältigsten Töne hervorbringt.
Unglaublich, wieviel es uns berichten kann ... ohne zu sprechen.
Jeder, der ein wenig darauf achtet, wird mühelos den Schrei des Lebens und der Zufriedenheit von dem Schrei des Kummers, des Schmerzes und der Angst unterscheiden können.
Ist es allen Kindern gegeben, mit solcher Leichtigkeit ins Leben zu erwachen, wie wir es beschrieben haben?
Ist es möglich, daß sie alle nur ein oder zweimal zu schreien brauchen und dann weiteratmen und vor sich hinmurmeln?
Sicher nicht.

Genausowenig ist es möglich, einer Frau zu versprechen, daß sie die Geburt ohne Schmerzen überstehen wird. Bei beiden Erfahrungen sind alle Möglichkeiten offen. Jeder Mensch ist anders. Jeder ist einzigartig, geheimnisvoll und unberechenbar.

Manches Mal wird uns eine Frau, die nicht die besten körperlichen Voraussetzungen mitbringt, durch ihre Kraft überraschen. Während eine andere, die von der Natur scheinbar besser ausgerüstet ist, auf unverhergesehene Widerstände stößt.

Ähnlich bringt auch jedes Kind seinen eigenen Charakter, seine eigene Persönlichkeit mit.

Jede Mutter wird das bestätigen.

Jedes Kind verhält sich anders. Jedes geht auf seine Art ins Leben.

Dabei nehmen sie jedoch alle den gleichen Weg, sie durchlaufen die gleichen Stadien. Eins schneller, das andere langsamer, eines leichter, das andere mühsamer. Sie folgen dabei ihrem eigenen Rhythmus, der Ausdruck ihrer Natur, ihres Temperamentes ist.

Vielleicht zeigt sich hier sogar schon ihr Verstand.

Ja, wir brauchen nur aufmerksam zu verfolgen, was sich in dem kleinen Gesicht abspielt.

Wenn sich das Kind wehrt, wenn es kämpft und protestiert, dann hat es noch nicht begriffen.

Was begriffen?

Daß es geboren ist.

Wenn sich die Augen endlich öffnen, scheint es zu fragen:

»Aber wo bin ich? Was ist mit mir geschehen?«

Der Kampf ist ausgestanden, wenn das Kind endlich spürt und weiß:

»Aber ... ich bin ja geboren worden!«

Verstand, Bewußtsein? Oder einfach nur Mut?

Vielleicht ist das alles Eins.

Und sicherlich sind auch in diesen Eigenschaften die Menschen sehr verschieden.

Wie beruhigen wir das Kind?
Die Stimme der Mutter tröstet, besänftigt, glättet den Sturm.
Wenn die Mutter nicht »da« ist, wenn sie zum Beispiel in Narkose ist, dann sollte möglichst der Vater bei dem Kind sein.
Auch seine Stimme ist ihm schon vertraut.
Vor allem aber kann das Bad Wunder vollbringen. Besonders nach schweren, traumatischen Geburten wird es die vorausgegangenen Schrecken ausgleichen.
Noch mehr als sonst müssen wir bei diesen Kindern lernen zu warten, neutral zu bleiben, nichts zu überstürzen und dem Kind Zeit zu lassen.
Es dauert manchmal zehn Minuten und länger, bis wir spüren, daß das Kleine sich endlich entspannt, entkrampft und seine Angst verliert.
Wenn wir uns nicht alle erdenkliche Mühe geben, in diesem Augenblick auch die letzte Furcht zu zerstreuen, dann wird für immer eine emotionale Narbe bleiben, und irrationale Ängste werden die Kinder ihr ganzes Leben begleiten.
Wie erkennen wir, daß der Kampf gewonnen, daß das Kind angekommen ist?
Sehr einfach: Wenn seine Augen sich öffnen und geöffnet bleiben.
Nach schweren Geburten kann es sehr lange dauern, bis das Kind sich hervorwagt.
Es blinzelt durch halboffene Augen und verschließt sich wieder.
Es hat solche Angst. Es traut sich nicht.
Wieder öffnen sich die Augen. Sie schließen sich nochmal.
Diesmal ist das Kind fast da. Es ist ganz nahe.
Wir dürfen uns jetzt nicht bewegen. Nichts tun. Nichts, was es erschrecken könnte.
Bis sich schließlich die Augen endgültig öffnen.
»Wo bin ich? Was ist mit mir geschehen?«
Wir spüren die übermenschliche Anstrengung dieses Kindes, das versucht zu begreifen.
Und dann sehen wir, erkennen, daß es verstanden hat:
»Aber ... ich bin ja geboren!«

Es ist geschafft.
Das Kind ist da.
Und es wird bleiben.

Noch eine Überraschung: Es gibt keine häßlichen Kinder.
Es gibt nur solche, die von der Angst entstellt sind.
Unmittelbar nach der Geburt sind die Kinder oftmals häßlich.
Aber diese Häßlichkeit ist nur ihre Maske. Die Maske der Angst.
Wenn die Angst weicht, fällt auch die Maske.
Die Verwandlung ist unglaublich.
Das häßlichste Kind wird plötzlich schön.
Denn in Wirklichkeit gibt es keine häßlichen Kinder.
Diejenigen, denen jegliche Anmut fehlt,
haben einfach nur ihre Maske aufbehalten.
Es fehlt ihnen die Liebe,
denn sie allein kann sie von ihrer Maske befreien.

5

– Nun gut. Es ist möglich, daß die Geburt für ein Kind kein angenehmes Erlebnis ist. Vielleicht ist es sogar ein schreckliches Abenteuer. Aber in diesem Alter gibt es doch noch keine Erinnerung. Mir ist zumindestens noch niemand begegnet, der sich an seine Geburt erinnern kann. Es mag ein schlechter Moment im Leben sein, aber der geht schnell vorbei.
– Keine Erinnerung? Das möchte ich bezweifeln.
– Aber wie sollte es sich denn erinnern. Wie soll es dieses Erlebnis denn speichern? Das weiß doch jeder, daß das Gehirn oder zumindestens die höheren Gehirnfunktionen bei der Geburt noch nicht voll ausgebildet sind.
– Wir drehen uns im Kreis. Mag sein, daß das kindliche Gehirn bei der Geburt noch nicht ganz ausgereift ist.

– Aber das, was sich auf dem Gesicht des Kindes abspielt, zählt das etwa nicht?
– Doch, doch, zweifelsohne. Aber daran wird es sich doch nie mehr erinnern.
– Irrtum. Jeder Mensch behält seine Geburt in Erinnerung. Und zwar in so schmerzhafter Erinnerung, daß sie ins Unbewußte verdrängt wird und von dort aus beständig versucht, an die Oberfläche zu dringen. Jonas im Walfischbauch; Moses, der das Wasser teilt; sind das nicht eindeutige Symbole? Geht es hier nicht um den Tod des Ertrinkens, dem wir gerade noch entgangen sind?
– Wenn man genau darüber nachdenkt, so scheint das tatsächlich möglich zu sein. Andererseits haben mir Symbole noch nie den Schlaf geraubt.
– Wirklich? Hast du niemals Alpträume? Bist du als Kind nie schweißgebadet aufgewacht und hast dich halbtot vor Angst unter Decken und Laken verkrochen?
– Doch ... das ist wahr.
– Noch konkreter: Ist dir noch nie der Atem gestockt, »die Luft weggeblieben«? Hast du noch nie in einer angespannten, schwierigen Situation gemerkt, wie es dir »den Atem verschlägt«, wie sich dir »die Kehle zuschnürt«?
– Doch, natürlich.
– Der Atem ist ein so unmittelbares, so naheliegendes, so einfaches Beispiel. Er zeigt dir, wie begrenzt die Macht deines Willens ist. Deine Stimme gehorcht nicht dir, sondern vielmehr ist sie es, die dich führt.
– Ich fürchte, ich muß dir auch in diesem Punkt recht geben.
– Die Atmung. Beginnt sie nicht bei der Geburt?
– Ohne Zweifel. Ich glaube ... du überzeugst mich langsam.
– Mit unserer Geburt begeben wir uns in die Wellenbewegung, die universelle Pulsation, in jene Dimension, die Leben bedeutet. Wir öffnen uns der Atmung, wir vertrauen uns ihrer Bewegung an und besteigen damit jenen kleinen, zerbrechlichen Kahn, der uns von einem Ufer zum anderen bringen soll.

Atmen bedeutet, an dem großen Ganzen teilzuhaben.

Alles, was lebt, atmet.

Die ganze Schöpfung mit ihren Tagen und Nächten, ihren

Zyklen, Jahreszeiten und Sonnwenden ist reine Atmung. Was uns betrifft, so wird unser Leben entscheidend dadurch verändert, ob unser Atem frei fließt oder ob er zugeschnürt ist.

Wie viele Menschen gehen halb erdrosselt durchs Leben, unfähig herzlich zu lachen, unfähig, tief zu seufzen.
Die meisten psychisch kranken Menschen können zum Beispiel nicht richtig durchatmen. Es ist, als trügen sie einen Ring um den Leib, der sie daran hindert, aus der Tiefe Atem zu schöpfen.
Eine freie Atmung setzt einen freien Rücken und eine lockere Wirbelsäule voraus.
Die kleinste Spannung, der geringste Widerstand im Rükken, und der Atem wird eng.
In welchem Augenblick entstehen solche Strukturen, die uns verkrüppeln?
In jenen Augenblicken nach der Geburt.
Siehst du, mein Freund, es ist nicht unser Gehirn, das sich erinnert, sondern vielmehr ist es unser Rücken.
Kummer und Schmerzen laden wir uns »auf den Buckel«. Sie sitzen uns im Nacken.
Unmittelbar nach der Geburt müssen wir den Rücken von seiner Last befreien.
Denn später ...

6

Es gibt Menschen, die noch schwerwiegendere Argumente anbringen.
»Zweifellos wird ein Kind durch die Geburt gezeichnet. Je nachdem, wie diese Erfahrung aussieht, wird seine Art zu reagieren und sein Lebensgefühl dadurch geprägt. Aber es wird in einer Welt der Gewalt, der Lüge und der Bosheit leben müssen. In einem Dschungel.

Warum sollte es nicht schon bei seiner Ankunft merken, daß es sich in ein Wespennest gesetzt hat? Daß hier das Gesetz gilt: fressen oder gefressen werden.«
Es ist nur allzu wahr, daß unsere Welt ein Dschungel ist. Wenn wir uns umschauen, stehen uns die Haare zu Berge.
Es ist die Frage, ob das so bleiben muß.
Vorher sollten wir aber noch ein Mißverständnis klären:
Sind die Kinder, die ohne Gewalt geboren wurden, denen man den ersten Faustschlag erspart hat, verweichlicht, dumm, verträumt und unfähig, dem Leben entgegenzutreten?
Ganz im Gegenteil.
Allerdings sind sie nicht aggressiv.
Denn Aggressivität ist Angst, und hinter ihrer Maske verbirgt sich Schwäche.
Wirkliche Kraft ist selbstsicher und ruhig, souverän lächelnd, gelassen.
Es wird soviel Aufhebens um die Aggression gemacht, dabei ist sie nichts anderes als ein Quälgeist, der andere provoziert und sich dabei Schläge einfängt.
Wenn ihr euch vor einem Hund fürchtet, dann wird er euch gerade beißen.
Diejenigen, die nicht aggressiv sind, sind glücklicher dran. Die Welt empfängt sie mit offenen Armen. Und zwar nicht, um sich an ihrer Schwäche zu ergötzen, sondern weil sie eine so starke Ausstrahlung haben.
Doch zurück zum Dschungel.
Soviel ist sicher: An unseren Straßenecken lauern keine Tiger und Bären mehr.
Und doch haben wir noch immer Angst vor ihnen.
Vor langer, langer Zeit, als wir noch in den Wäldern lebten, war diese Angst berechtigt.
Aber warum schleppen wir sie immer noch mit uns herum?
Ist es nicht an der Zeit, aufzuwachen und zu begreifen, daß Einhörner und Dinosaurier verschwunden sind und die alte Hackordnung längst aus der Mode gekommen ist?
In Sparta warfen sie die neugeborenen Kinder auf die Erde.
So machte man Krieger aus ihnen.
Brauchen wir immer noch Krieger?

Aber ja, wird mancher sagen, denn es gibt genug Leute, die sich insgeheim an der Gewalt freuen.
Ist es nicht höchste Zeit, daß wir uns von unserer düsteren Vergangenheit befreien?
Was ist mit denen, die sich so hartnäckig weigern, diese neue Vision der Geburt anzunehmen? Sagen sie nicht im Grunde ihres Herzens:
»Das Leben war hart zu mir. Wie viele Schläge habe ich einstecken müssen. Das hat mich geprägt. Dann soll es auch meine Kinder prägen.«
Das heißt soviel wie:
»Ich habe gelitten. Ich hatte es schwer. Warum sollen meine Kinder es besser haben?«
Auge um Auge, Zahn um Zahn. Das grausame Gesetz der Vergeltung, nach dem Schlag um Schlag zurückgegeben wird.
Unfähig zu vergeben, lassen wir unsere Kinder bezahlen für die Schmerzen, mit denen unsere Eltern ihr eigenes Leid an uns gerächt haben.
»Die Eltern essen sauren Wein,
und die Kinder bekommen stumpfe Zähne.«
Wollen wir diesen höllischen Kreis nicht endlich durchbrechen?
Die Rachsüchtigen, die, die vom Leid und vom Schmerz besessen sind, sagen:
»Die Frau leidet bei der Geburt? Sie leidet, weil das so sein muß. Sie muß leiden. Gott hat es so gewollt.«
Was anderes verbirgt sich hinter diesem »weil das so sein muß« als der Glaube an die Sünde und die Vergeltung durch den Schmerz?
Laßt uns den Leidenskult begraben.
Die Geburt ohne Schmerz, oder besser gesagt: ohne Angst hat uns die Augen geöffnet.
Leiden ist unnötig. Es versöhnt keinen Gott.
Ja, auch wenn es den Verfechtern des Knüppels, der Autorität, der rauhen Art nicht paßt: Leiden ist reine Blindheit.
Ist Mangel an Intelligenz.
Aggressivität ist nichts weiter als der Schrei nach Liebe.

Jenen verhärteten Menschen, die immer noch nicht begreifen wollen, möchte ich es noch einmal mit den Worten Lao Tse's sagen:

Wenn der Mensch geboren wird,
ist er weich und kraftlos.
Wenn er tot ist,
dann wird er hart und steif.
Junge Sträucher und Bäume
sind zart und geschmeidig.
Werden sie groß,
so sind sie trocken, sie splittern
und sterben.
So gehen Kraft und Härte einher
mit dem Tod,
die Zartheit und Biegsamkeit aber
sind Freunde des Lebens.
Wahrhaftig hat Kraft
noch niemals etwas gewonnen.

Aber seht, jetzt habe ich mich selbst dazu hinreißen lassen zu argumentieren.
Welch ein Unsinn.
Noch nie haben Argumente überzeugt,
am wenigsten die Böswilligen und die Skeptiker.

7

Laßt uns zum Ende kommen.
Ich kann nur Eines sagen:
Versucht es selbst.
Alles, was hier gesagt wurde, ist einfach.
So einfach, daß man sich schämt, so hartnäckig darauf zu bestehen.
Wir brauchen nicht viel. Keine teuren Apparate, keine Wehenschreiber oder ähnliches.

Die Technologie hat den Ehrgeiz, uns in ihren Dienst zu stellen.
Ihre Monitoren sind modisches Spielzeug für erwachsene Kinder.
Wir brauchen nichts von alledem.
Nur Geduld und Bescheidenheit.
Frieden und Stille im Herzen.
Unbeirrte, echte Aufmerksamkeit.
Verständnis für den Neuankömmling, Einsicht in sein Anders-Sein.
Und ... ich hätte es fast vergessen:
Liebe muß dabei sein.
Ohne Liebe sind wir höchstens geschickt.
Wenn Liebe fehlt, dann kann der Entbindungsraum noch so perfekt sein, sparsam beleuchtet, schallgedämpft und mit exakt temperiertem Badewasser, ... das Kind wird trotzdem weiterschreien.
Gebt bitte nicht diesem Buch die Schuld.
Schaut lieber Euch selbst an,
ob nicht doch eine versteckte Nervosität, eine schlechte Laune, ein unterdrückter Ärger in euch zurückgeblieben ist.
Das Kind läßt sich nicht täuschen.
Es weiß alles, es fühlt alles.
Es entlarvt uns mit erstaunlicher, beängstigender Sicherheit.
Es schaut bis auf den Grund unseres Herzens und erkennt die Farben unserer Gedanken.
Das Neugeborene ist ein Spiegel.
Es schickt uns *unser* Bild zurück.
Es liegt an uns, ob es weint,
oder ob sein Eintritt in die Welt eine Freude wird.

8

– Du hast noch etwas vergessen.
– Was denn?
– Was wird aus den Kindern, die in Liebe und Stille geboren werden? Sind sie anders als andere?
– Aber ja.
– Wie sind sie denn?
– Das ist schwer zu beschreiben. Aber sie sind anders. Du brauchst sie nur anzusehn. Erinnerst du dich an die Maske, hinter der sich die Kinder bei ihrer Geburt verstecken, die sie so häßlich erscheinen läßt?
– Die tragische Maske mit zusammengekniffenen Augen und heruntergezogenen Mundwinkeln? Die Maske des Schreckens und der Verzweiflung?
– Genau die.
– Gibt es eigentlich auch eine andere? Eine komische, eine fröhliche Maske?
– Doch, natürlich.
– Mit entspanntem Mund, geglätteten Brauen, schmunzelnden Augen, lächelnd?
– Aber ja.
– Na hör mal, ein solcher Gesichtsausdruck bei einem Neugeborenen, das hat es ja noch nie gegeben.
– Glaubst du wirklich? Schau her...
– Unvorstellbar. Dieses Baby lächelt nicht nur, es lacht. Es lacht über das ganze Gesicht.
– Du sagst es also selbst.
– Ja, dieses Kind ist ein Wunder. Aber ... das hat doch mit dem, was uns gerade beschäftigt, nichts zu tun.
– So? Und wieso?
– Wir sprechen von dem Neugeborenen und der Geburt. Dies ist das Bild eines Kindes, das mindestens sechs Monate alt ist.
– Sechs Monate?
– Aber das weiß doch jeder, daß ein Kind erst mit zwei Monaten, frühestens mit sechs Wochen lächeln kann. Und über das ganze Gesicht strahlen...

– Eineinhalb, zwei Monate. Ja, so steht es immer noch in den Büchern. Aber dieses Kind ist nicht einmal vierundzwanzig Stunden alt.
– Wie bitte? Das ist nicht möglich.
– Sagen wir lieber: es ist nicht ganz selbstverständlich. Zumindestens noch nicht.
Aber schau, es gibt noch eine andere Maske.
– Noch eine?

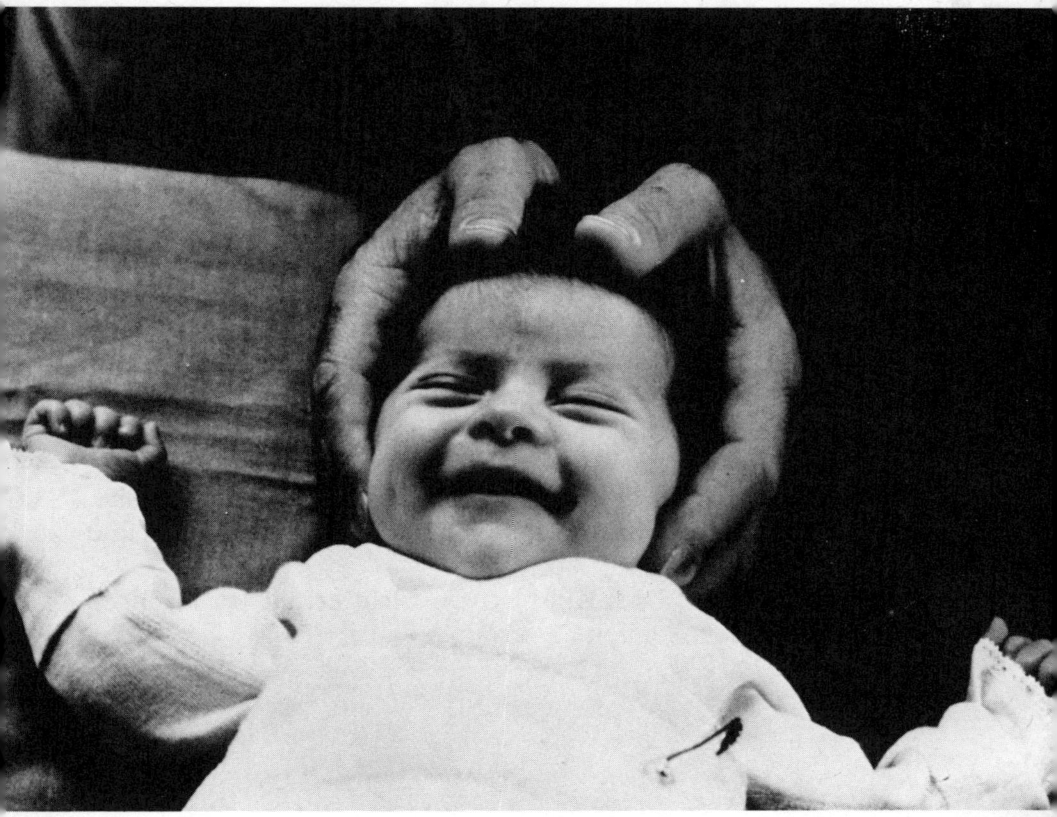

– Ja ... das heißt, keine Maske. Vielmehr ist es das wahre Gesicht.
– Ich verstehe dich nicht.
– Was sind denn die Emotionen, die uns bewegen? Sind sie nicht Vor- und Rückseite der gleichen Medaille? Dieses erfreut uns, jenes macht uns traurig. Lachen und Weinen liegen so dicht beieinander.
– Zweifellos. Aber was wäre das Leben ohne unsere Stimmungen. Was wäre das Kind ohne diese beiden Masken? Ein langweiliger Anblick.
– Langweilig? Oh, nein. Unsere Stimmungen sind nur Wellenschläge. Sie kommen und gehen, eine folgt der anderen, sie lösen einander ab. Windstöße sind sie, Launen, die den Frieden des großen Ozeanes nicht stören können. Schau dir einmal dieses Kind genau an. Es hat keine Maske. Sieh, wie schön es ist. Ist es nicht ein Bild des Friedens und der Ruhe?
– Es ist wahr. Dies Kind ist von Licht erfüllt, es strahlt in heiterer Gelassenheit.

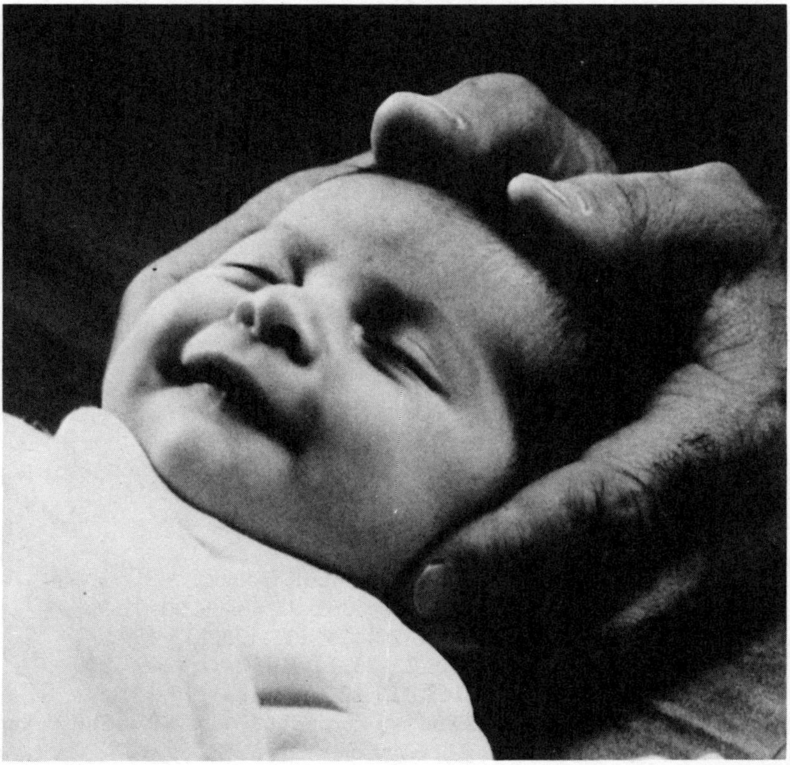

Umschlagfoto: Pierre-Marie Goulet
Fotos: Pierre-Marie Goulet: S. 66–67, 82–83, 88–89, 90–91, 98–99, 100–101, 106–107, 122–123, 124–125, 133, 157, 159;
Frédérick Leboyer: S. 19, 20–21, 22–23, 24, 77, 86–87, 92–93, 102–103, 110–111, 114–115, 118, 119, 120–121, 128–129, 131.
Die Bilder auf den Seiten 27, 29 und 43 wurden uns von I.M.S. in Stockholm übermittelt.

Weitere Werke von Frédérick Leboyer:

Sanfte Hände

Die traditionelle Kunst der indischen Baby-Massage
136 Seiten. Kartoniert

Immer mehr Eltern wünschen sich für ihr Baby eine sanfte Geburt, wie Frédérick Leboyer sie als Arzt praktiziert und als Dichter beschrieben hat. In diesem Buch lehrt er die alte indische Baby-Massage. Dabei geht es vor allem um das Urbedürfnis des Säuglings, sanft berührt und gestreichelt zu werden. Dr. Leboyer zeigt, wie Shantala, eine indische Mutter, ihr Kind liebevoll massiert. In Indien ist dies eine traditionelle Kunst, die von der Mutter an die Tochter weitergegeben wird. Durch dieses reich mit Fotos ausgestattete Buch lernen nun Eltern in aller Welt, wie sie den Hunger des Babys nach Berührung, Wärme und Zärtlichkeit mit sanften Händen stillen können.

Weg des Lichts

Yoga für Schwangere
304 Seiten. Kartoniert

In diesem Buch zeigt Frédérick Leboyer, wie schwangere Frauen sich durch Yoga auf eine gesunde und natürliche Geburt ihres Babys einstellen und vorbereiten können. Vanita, Tochter des indischen Yoga-Meisters B. K. S. Iyengar, war bereit, in den letzten Wochen ihrer Schwangerschaft vor Leboyers Kamera die einzelnen ›Asanas‹ (Stellungen) auszuführen.

Michel Odent

Die sanfte Geburt

158 Seiten. Kartoniert

Michel Odent, Chirurg und verantwortlicher Arzt einer Geburtshilfestation in einem französischen Provinzhospital, berichtet engagiert und mitreißend, wie er und sein Geburtshilfe-Team die Leboyer-Methode in die Praxis umgesetzt und welche Erfahrungen sie dabei gemacht haben.

Wenn ein Baby bei seiner Geburt liebevoll in Empfang genommen werden soll, muß sich nicht nur die Atmosphäre im Kreißsaal und auf der Entbindungsstation ändern. Es kommt auch auf die Vorbereitung der Eltern an. Dieses Buch ermutigt Eltern, Ärzte und Geburtshelfer, einen Anfang zu wagen.

Michel Odent

Die Geburt des Menschen

Für eine ökologische Wende in der Geburtshilfe
160 Seiten. Kartoniert

Der Arzt und Helfer einer ›sanften Geburt‹ sucht nach humanen Umweltbedingungen: für das Neugeborene, für das menschliche Leben überhaupt. Ausgehend vom ›Phänomen Leboyer‹ fragt er nach den anthropologischen Grundlagen, nach ›Vätern‹ und Ansätzen einer natur- und menschenfreundlichen ›Gegenkultur‹ und nach Voraussetzungen und Möglichkeiten einer ökologischen Wende in der Geburtshilfe. Von hier aus hofft Michel Odent auf die Entstehung eines neuen, des ›ökologischen‹ Menschen.

Dieses Buch zeigt an zahlreichen Fotos, was mit ›ökologischer Geburtshilfe‹ und mit einer Wiederentdeckung natürlicher Formen der Geburt gemeint ist. Es fordert zur Auseinandersetzung heraus.